味のなんでも小事典

甘いものはなぜ別腹？

日本味と匂学会　編

ブルーバックス

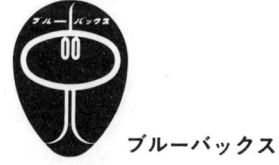

装幀／芦澤泰偉・児崎雅淑
目次・章扉・本文デザイン／バッドビーンズ
本文イラスト／紅林弘美
本文図版／さくら工芸社

まえがき

私たちは毎日ものを食べ、味わっています。ふだんは特に意識することはありませんが、食べることにまつわる疑問やふしぎに思うことはたくさんあります。たとえば、お料理ができて食卓に並べられると、「冷めないうちにおいしく食べてね」と言われますが、冷めるとなぜまずくなるのでしょう？　お腹がいっぱいでもう入らないといいながらもデザートがスーッと入ってしまうのはなぜでしょうか？　女性は甘いものに目がないといいますが、本当に男女差はあるのでしょうか？　「このビールは辛口でのどごしがよくてキレがある」とよくコマーシャルなどで耳にしますが、辛口、のどごし、キレとはいったいどういうことでしょうか？

本書は、このような疑問を数多く取り上げ、それぞれについて科学的な根拠をもとに丁寧に答えたものです。回答陣は、「日本味と匂学会」に所属する一流の研究者です。日本味と匂学会は、その前身の研究集会から数えて今年（二〇〇四年）で三八年の歴史をもつ学会で、味とにおいに関して幅広く研究している人たちの集まりです。調理学、農学、栄養学の分野からの会員もいますが、本学会は調理の技術、食べ物の生産、栄養をターゲットにしたものではありません。むしろ、味やにおいを私たちはどう受けとるのか、どう感じるのか、その結果どう反応するのかといったような体のしくみを研究する人たちが主な構成員となっています。したがって、本書に掲げた疑問に答えることのできる人は本学会会員の中にしかいないといっても過言ではありません。

作業はまず、七人の編集委員が食べることと味わうことにまつわる身近な疑問をできるだけたくさん収集し、その後、質問項目の絞り込みを行いました。そして、各質問に対する回答や、より詳しい基本解説を執筆するのに最もふさわしい人を選びました。執筆者はそれぞれの領域で世界的に活躍している研究者です。回答に当たっては、実際の実験データや研究成果に基づいた間違いのない知見や最新の知見を盛り込むことに留意しました。

明解にわかりやすく、なるほどとうなずくような回答にも心掛けました。しかし、質問事項によっては現在のサイエンスでも解明できないものや意見が分かれていて統一した見解を出せない場合もあります。そのようなとき、推測や独断で一刀両断に難問を料理することも可能でしょうが、そのような勇気をもった執筆者は本学会会員には存在いたしません。したがって、本書を手にされた読者の中には、もっとわかりやすく手短に断言してほしいと思われる人がいるかもわかりませんが、研究者の良心としてそれは許されないことをご了解願いたいと思います。

飽食の時代、食べることに全国民が関心をもっています。私たちの学会事務局にもテレビ局各社から頻繁に問い合わせがきます。番組担当者などと話をしていると正しい知識が不足していることに驚きます。また、一流の料理人と思える人でも誤った味覚の知識を正しいものと思い込んで発言しているのを時折見聞きします。本書の企画は、食べることと味わうことについて正しい知識を身につけてほしいという願いから出発しました。

二〇〇四年の七月五～九日の五日間、「国際嗅覚・味覚シンポジウム」という味とにおいに関する国際会議が京都の国際会議場で開かれます。アメリカ、ヨーロッパ、そして日本と四年おきに持ち回りで開かれる学術集会です。日本の味とにおいの研究は世界でトップクラスであることを認識してもらい、さらに数多くの若い人に味とにおいの研究に関心をもってほしいという願いも本書には込められています。

私たち日本味と匂学会のメンバーは、必ずしも本書に掲げられた疑問に答えることを目標に研究しているわけではありません。研究者の多くは学術論文を書くのには慣れていても、一般の人向けにやさしく納得させるように書くことには不得手です。そのような執筆者に時には手厳しく、しかし適切なコメントを出して頂いたうえに、読みやすい文となるように手ほどきをして頂いたブルーバックス出版部の堀越俊一さんと志賀恭子さんのひとかたならぬご尽力がなければ本書は完成しませんでした。深く感謝したく思います。また、大阪大学人間科学研究科の藤本和美さんによる有能な事務的サポートのおかげで円滑な作業ができたこともつけ加えておきます。

体のしくみ、脳のしくみは日進月歩で明らかになってきています。本書でははっきりと説明できなかったことも何年かすれば解明されることでしょう。そのときには、新たな疑問や質問に対する回答を加えて改訂版を出せればと願っています。そのためにも、本書に対する感想や意見、こういうことも知りたいといった要望などを日本味と匂学会の事務局（jasts@hus.osaka-u.ac.jp）にお寄せ頂きたく思います。また、私どもの学会の案内についてはホームページ（http://epn.hal.kagoshima-u.ac.jp/JASTS/jastsk.html）をご覧下さい。

本書には「食」や「おいしさ」、「味覚」に関して教科書や参考書には記載されていない知識がいっぱい盛り込まれています。食に関心のある一般の人はもちろんのこと、学生や研究者、そして、プロの料理人に至るまで多くの人に、教養書として、また教材として本書を大いに活用して頂きたいと願っております。

編集委員
硲　哲崇
外池　光雄
鳥居　邦夫
二宮くみ子
丸井　隆之
森　友彦
（代表）山本　隆

II 味の仲間――辛味、コク、渋味、その他 71

Ⅲ 味総合　93

Ⅳ 味と口腔感覚――温度、食感、咀嚼　127

V　においと味　159

Ⅵ 味と年齢 173

Ⅶ 味と体 189

Ⅷ　酒の味　209

Ⅸ 食材から見た味 229

X 味の雑学 239

I

五つの基本味

——甘味、塩味、酸味、苦味、うま味

1

おしるこに塩をひとつまみ入れると甘味が増すのはなぜ？

ひとつまみの塩がおしるこの甘味を増すことは、よく知られています。この増強効果には大きく二つの理由があります。

第一番目は専門的には「対比」とよばれ、質の異なる刺激を同時に与えたときに、一方の質の強度が強められる現象です。

おしるこで「対比」が起こるのは、塩をほんのひとつまみ入れたときだけです。入れすぎると、逆に甘味を弱めてしまいます。また、「対比」はどんな味の組み合わせでも起こるわけではありません。たとえば、おしるこに苦いカフェインや酸っぱい酢を少量加えても、甘味は強くなりません。

一方、質の異なる刺激を、「同時に」ではなく、「続けて」与えても、「対比」は起こります。たとえば、はじめに食塩水を味わい、それから砂糖水を味わうと、甘味は強く感じられます。こ

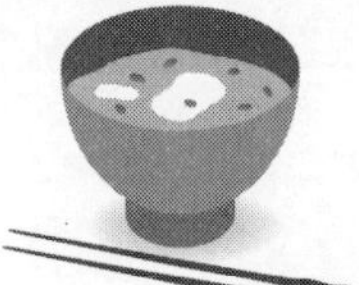

れを「継時対比」といいます。これに対し、前述のおしるこの例は「同時対比」です。濃い食塩水を味わってから水を味わうと甘く感じられたり、飴をなめてからミカンを食べると酸味が強く感じられるのは、「継時対比」です。

じつは、「対比」のメカニズムはまだよくわかっていません。ただ、こんな実験があります。舌を左右に分け、片側を食塩水、反対側を砂糖水で刺激します。このとき、砂糖水の濃度が通常「甘い」と感知されるギリギリの濃度より低かったとしても、「甘い」と感知されるのです。

これは、「対比」という現象が、味を受容する味蕾《みらい》ではなく、脳のレベルで起こっている可能性を示唆しています。

第二番目の理由は、脳だけではなく受容体のレベルでも増強効果が生じているということです。私たちの舌の上には味蕾があり、その中に含まれる味細胞の先端には甘味受容体があります（基本解説1参照）。甘味受容体には砂糖などの分子が入るポケットがあります。砂糖を甘く感じるのは、砂糖分子がこのポケットに入るためです。

食塩（＝塩化ナトリウム NaCl）があるとナトリウムイオンや塩化物イオンが甘味受容体に作用して、その形を若干変えます。その結果、砂糖分子はポケットに入りやすくなり、同じ砂糖濃度でも、たくさんのポケットに砂糖分子が入るようになります。すなわち、甘味が増すことになるのです。

（山口静子）

2 甘いものはなぜ別腹？

食事が終わり、「もうお腹いっぱい！」といいながらも、甘くておいしいデザートが出ればペロリと平らげてしまう。これを俗に「別腹」といいます。食事のあとの甘いものをなぜおいしく感じるかは、「感覚特異的満腹」といわれる現象で説明できます。

食事の味つけは、たいてい塩味、うま味、酸味が主となっています。食事が終わりに近づくと、これらの味に対して「順応」が起こり、それほど魅力を感じなくなります。「順応」は、持続する刺激に対して感度が徐々に弱まっていく生理学的な現象です（項目6参照）。

つまり、これらの味に「満腹」した状態になるわけで、これを「感覚特異的満腹」とよびます。そこへ甘味がくると、甘味に対してはまだ満腹ではないため、とてもおいしく感じるのです。

ところで、この説明だと、甘いものが主体の食事をしたときは、塩辛いものが「別腹」になってもおかしくありません。それに、おいしく感じるだけでなく、なんであれほど大きなケーキが食べられてしまうかの理由としては、いまひとつ納得できません。

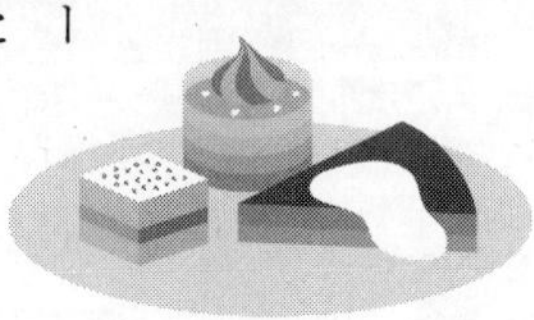

じつは、甘味が「別腹」となるもっと基本的な理由があります。甘味は、他の味にくらべて、最も強い快感を生じさせるのです。甘味の刺激によって脳の中には至福感や陶酔感を引き起こすβ-エンドルフィンなどの麻薬様物質が出ます。その結果、さあ食べようという意欲を生じさせるドーパミンが分泌されます。甘いものはおいしくて快感が生じるということはこれまでの食経験でインプットされていますから、目の前のデザートを見ただけで脳内にこのような物質が出てしまうのです。

そして、脳の摂食中枢がより強力に刺激され、食欲が生じます。それと同時に、摂食中枢の細胞はオレキシンという摂食促進物質を脳内に分泌して、食行動を誘発し、消化管の活動を活発にします。

最近の研究で、オレキシンは胃の「受け入れ弛緩」と「律動的収縮」を引き起こすことがわかりました。前者は飲みこんだ食べ物を受け入れるために胃がゆるむことで、後者は胃の内容物を小腸に送り出す運動です。

つまり、別腹の正体は、胃の「ゆるみ」と「内容物の送り出し」の結果できる「ゆとり」なのです。甘くておいしいデザートを食べようと思い、見るとすぐに食欲が生じて脳内にオレキシンが放出され、次いで口に含むと味覚刺激が加わってさらに多くのオレキシンが放出されて胃にゆとりが生まれ、そこにデザートが入りこむというわけです。

（山本 隆）

3 砂糖と人工甘味料をなぜ同じように甘いと感じる？

甘味を呈する物質にはいろいろあります。砂糖、果糖、人工甘味料のサッカリン、アミノ酸のアラニン等々。分子構造はみんな違うのに、なぜ同じように甘いのでしょうか。

一九六七年、アメリカのシャーレンバーガーらが、甘味を呈する物質には共通の構造があると発表して、話題になりました。たとえば、砂糖や砂糖を構成する果糖、サッカリン、アラニンなどは、図1のように分子中に共通構造（水素供与基AHと水素受容基B）をもっています。このほかにも、分子構造がまったく違っても、この共通構造さえもてば甘味を呈する物質の例がいくつも見出されたのです。

ただし、その後、共通構造をもたないのに甘味を呈する物質の存在も指摘され、共通構造の仮説だけではすべてを説明できないという意見もあります。

近年、味蕾の味細胞に存在するある受容体（味の受信器のようなもの・基本解説1参照）が砂糖分子と結合することがわかってきました。現在では、この結合から脳への甘味刺激の伝達がはじまると考えられています。

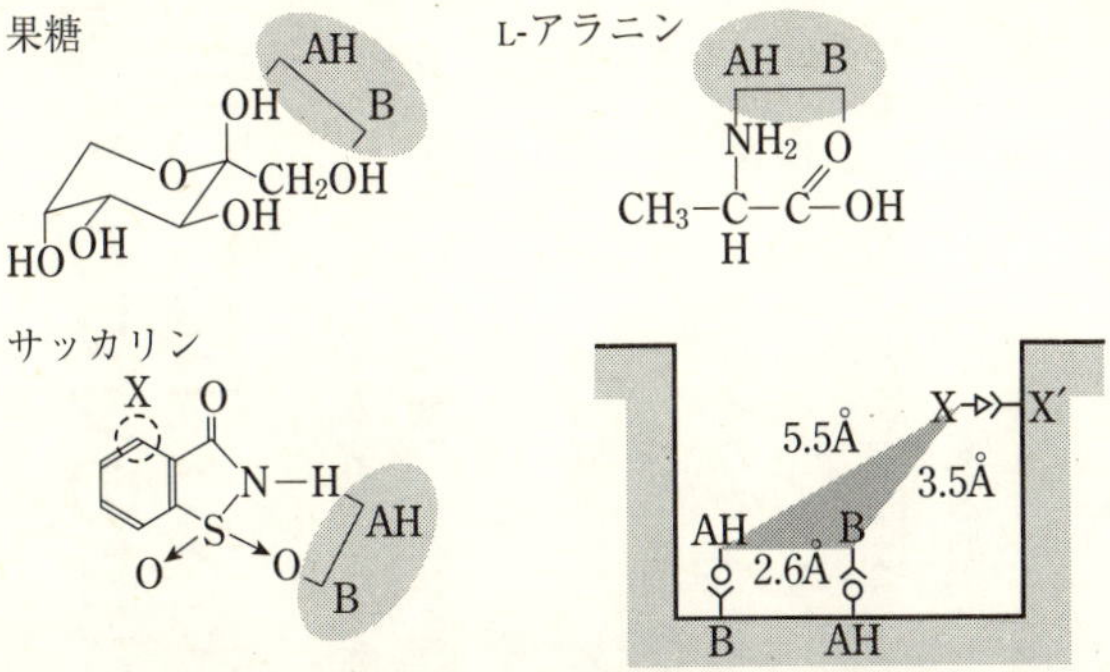

図1　甘味物質の分子構造と甘味受容体との結合

AHは水素供与基、Bは水素受容基を表す。AHとBの間は平均3Å（オングストローム）離れている。Xは疎水性の部分。

Shallenbergerら（1967）とKier（1972）より作成

ところがこの受容体は、砂糖だけでなく、構造の異なるサッカリンなどの甘味物質とも結合するらしいのです。図1に示すように、甘味受容体のポケットにもAHとBという二本の手があり、これと先に述べた共通構造としての甘味物質の二本の手（AH、B）が水素結合という結合をするのです。

この項目の疑問に対するとりあえずの答えは出ました。砂糖とサッカリンは同じ受容体に結合して甘味刺激を引き起こすらしいのです。しかし、なぜサッカリンが少量で砂糖と同じ甘さを引き出せるのでしょうか。右下の図には第三の手Xが書かれています。これは、疎水性（水となじみにくい性質）の手で、サッカリンにはこの手があります。この手が甘味受容体のポケットにある疎水性の部位X′と結合するために（疎水性のものどうしはくっつきやすい）、サッカリンは低濃度でも甘いのです。（北畠直文）

4

「サッカリンの甘さは砂糖の三〇〇倍」の「三〇〇倍」ってどういうこと？

たしかに、こんな表現をときどき目にしますが、どう「三〇〇倍」なのでしょうか？　サッカリン一グラムで砂糖三〇〇グラムの甘さを出せるということなのでしょうか？　そもそも、こういうときの「甘さ」はどう測るのでしょうか？

甘さを測るには甘味度計というものを使います……と紹介したいところですが、現在の主流は人を使う方法です。「＊＊倍」と表すような甘さの度合いを測るときは、サッカリンや砂糖を料理に加えて味をみるのではなく、単純に水に溶かした溶液を用意して、何人もの人に味わってもらいます。

甘さの度合いを表すには、（1）甘さを感じるか感じないかのギリギリの濃度（これを「閾値《いきち》」といいます）、（2）ある濃度の砂糖溶液と等しい強さの甘さを感じる濃度、の二種類がよく使われます。

（1）を測るときは、種々の低濃度のサッカリン溶液と水とを味わって、どちらが甘いかを答えてもらいます。これをくり返して、「サッカリン溶液のほうが水より甘い」と（偶然ではなく）選ばれる最も低い濃度を求めて「閾値」とします。サッカリンの閾値は約〇・〇〇〇五五％、同様にして測った砂糖の閾値は約〇・三五％です。

（2）を測るには、たとえばジュースなどのような飲料の濃度に近い七％の砂糖溶液と、種々の濃度のサッカリン溶液とを味わって甘さをくらべてもらい、「サッカリン溶液は七％砂糖溶液より甘い」という回答と、その逆の「七％砂糖溶液はサッカリン溶液より甘い」という回答の数が等しくなるようなサッカリン溶液の濃度を調べます。すると、七％の砂糖溶液は、〇・〇二三％のサッカリン溶液と等しい強さの甘さをもつことがわかります。

これらの結果から砂糖に対するサッカリンの甘さの強さについて倍率を計算すると（割り算をします）、（1）からは六四〇倍、（2）からは三〇〇倍と求められます。正しく測定しても、このように測定方法により倍率が異なるのがふつうで、「二〇〇〜七〇〇倍」と、かなり幅をもたせて記載されることもあります。

以上述べてきたのは人の感覚をもとにして測定する方法で、官能評価法（官能検査）といいます。最近、甘味物質をキャッチする受容体であるタンパク質が舌の味細胞から見つかりましたので（基本解説1参照）、これをバイオ素子として用いた味覚センサーにより、今後は客観的な甘味の測定も可能になるものと思われます。

（河合美佐子）

5 ギムネマ茶を飲むと甘味が感じられなくなるのはなぜ?

ギムネマ茶やギムネマガムなど、ギムネマエキスが入ったものを口にしたあと、しばらく甘味を感じなくなった経験をおもちの方がいるかと思います。不思議ですね。筆者も大学の講義や実習で味覚の話になると、いつもギムネマの葉っぱとチョコレートを用意します。そして葉っぱを噛んだあと、チョコレートを口にする学生の顔を見て楽しんでいます。

このギムネマというのは、インド原産の亜熱帯性植物、ギムネマ・シルベスタ(*Gymnema sylvestre*)の名からきています。この植物を、現地の人はヒンズー語でグルマール(gurmar)とよんでおり、これは「砂糖を壊す」という意味なのだそうです。少なくとも二〇〇〇年以上昔から、この植物が砂糖の甘味を消してしまうことが知られていました。

この不思議な作用について最初に科学的な興味をもったのは、インドに駐在していた英軍人のエドワースで、ギムネマ・シルベスタの葉を噛んだあとは、甘味をまったく感じなくなり、砂糖粒が「まるで砂粒をなめるがごとく」なったと書き残しています。その後、イギリスのフーバーによって原因物質がつきとめられ、ギムネマ酸と名づけられました。

私たちが甘味を感じるのは、味細胞がもっている甘味の受容体に甘味物質が結合するからだと考えられています。いまこの受容体をめぐって研究が進んでいるところなので、断言するわけにはいきませんが、ギムネマ酸はこの甘味受容体に結合して、甘味物質と受容体の結合を邪魔しているのではないかと多くの研究者は考えています。

このギムネマ酸、人間には劇的な効果を表すのですが、霊長類を除く他の動物にはまったく効きません。ところが同じギムネマ・シルベスタに、ギムネマ酸とまったく異なる物質で、人間には効かないのに、ネズミなどに対しては甘味を抑えてしまう物質が発見されました。たいていの動物は甘味に対して強い嗜好をもっていて、みんな人間と同じだろう、と思われていたのですが、そのしくみはそれほど単純ではなさそうです。

でもどうしてこの植物がこんなものをつくるのでしょうか。植物の中にはとても苦い味のするものをつくって動物に食べられないように身を守るものもあるようですが、動物に甘味を感じなくさせて、なにかいいことがあるのでしょうか。考えてみればこちらのほうが不思議ですね。

ギムネマ酸にはもう一つ、小腸でのブドウ糖の吸収を遅らせ、食後の急な血糖値の上昇を抑える効果があります。この植物はインドで五〇〇〇年の歴史を誇る伝承医学アーユルヴェーダの中に、糖尿病の治療薬として挙げられており、ギムネマ酸の効果はその科学的裏づけの一つとも考えられます。ギムネマ・シルベスタ、まだまだ興味がつきない植物です。

（井元敏明）

6

とても甘いものを食べた直後に、少し甘いものを食べても、甘味を感じないのはどうして？

羊羹を食べたり飴をなめたりしたあと、続けて梨やスイカを食べると、ほとんど甘さを感じません。このような感覚的な経験には、大きく三つの要因がからむと考えられます。

一つは「文脈効果」です。一般に、感覚の大きさに対する判断の基準は、刺激が与えられる順序によって変化します。たとえば、同じ一〇〇グラムの重りでも、一〇グラムの重りをもったあとでは重く、一キログラムの重りをもったあとでは軽く感じられます。これを「文脈効果」といい、判断の基準になる刺激の大きさを「順応水準」とよんでいます。羊羹や飴の強い甘味により「順応水準」が上がったため、梨やスイカの甘味の感じ方が弱くなったと思われます。

二つ目は「対比」です。これは文脈効果を強めています。「対比」は、隣接する刺激の差違を拡大して、その差をより鮮明に見分けようとする脳の働きです。強いものと比較されると、弱いものはますます弱く感じられます。

三つ目は「順応」です。同じ刺激を続けて受けていると、感覚の強度がしだいに弱まり、ついには消失することがあります。これを「順応」といいます。腕時計をしていることを忘れるのもそのためです。砂糖水を口に含んでじっとしていると甘味は急速に弱くなります。「順応」は、単なる感覚器官の疲労ではなく、同じ刺激やくり返される刺激に対して感度を下げ、新たな刺激を感知しやすくするための、疲労とは別のしくみと考えられています。

「文脈効果」「対比」「順応」とも、それが味覚で生じるくわしいメカニズムはわかっていません。ただ、項目1で紹介した「対比」の実験などから、味を受容する味蕾ではなく、脳のレベルで生じることが示唆されています。

ただし「順応」に関しては、味蕾内の味細胞でも生じることが知られています。たとえば砂糖の分子が味細胞の受容体と結合すると、その結合がはずれなくても味細胞の活動は徐々に低下していくのです。

ところで、羊羹のように甘いものを食べている間に「順応」が起これば、その間にも甘味はどんどん減るはずですが、そういうことはありません。これはどうしてでしょう。

食べている間、舌はのべつ一様に刺激されているわけではありません。嚙むという動作によっていろいろな部位が刺激されます。飴玉をなめるときも口の中を転がすことによっていろいろな部位の味蕾を刺激し、唾液で味刺激をぬぐい去ることで「順応」は回避されます。「順応」は、じっとしていれば弱まってしまう味を引きもどそうとして、舌を動かしたり、咀嚼《そしゃく》や唾液の分泌を促進させるためにあるしくみともいえます。

「文脈効果」「対比」「順応」は食事の作法にも関わっています。味の強いものと弱いもの、味の質の違うものを交互に食べることによって、「順応」を回避し、互いの味を生かしあって食べることができるのです。（山口静子）

コラム●1

ノンカロリーの甘味料で味つけされたチョコレートを食べても満足できない？

昔は砂糖は貴重品でした。高価な砂糖の代用品として、サッカリンなど多くの安価な人工甘味料が開発され、一世を風靡しましたが、いまでは太らないためのノンカロリー素材として利用されています。まさに、飽食の時代を象徴する変化です。

ノンカロリーの甘味料は、砂糖とは少し味が違います。甘味料はそれぞれ特有の甘味の質をもっており、甘味の感覚が、ひとまとめに表されるほど単純ではないことを示しています。

さらに重大な違いがあります。当然ですが、ノンカロリー甘味料にはカロリーがありません。体のエネルギーにならないばかりでなく、生命を維持するために重要な血液中の糖分、つまり血糖を供給することもできません。

やせたいという人にとっては、ノンカロリーという情報は心地よい響きですが、いつも飢餓の恐怖と闘っている野生動物にとっては、なんの価値もない甘味なのです。

とはいえ、本質的に価値のない甘味がチョコレートなどに使われると、人間もどうやら違いがわかるようです。もちろん、ノンカロリーならおいしさはどうでもいいという人もいます。しかし、生理的に価値がないと評価する能力は、人間でもある程度残されていると考えられます。

甘い味なのに生命維持に結びつかないのは、いわば詐欺のようなものです。満足できないのは、そんな詐欺に気づいてしまうためかもしれません。

（伏木 亨）

7

食塩（NaCl）の塩味はNa^+の味、それともCl^-の味？

ちょっと化学を知っていると、このような疑問がわいてきますね。そこで、よく知られた三つの物質を考えてみましょう。食塩（＝塩化ナトリウム NaCl）、塩化カルシウム（$CaCl_2$）、塩化カリウム（KCl）です。

これらの物質はみな、水に溶けると、陽イオン（それぞれNa^+、Ca^{2+}、K^+）と陰イオン（Cl^-）に分かれます。三つの物質とも塩味を呈するなら、共通の陰イオン（Cl^-）が原因である可能性が濃厚ですが、このうち純粋な塩味を呈するのは食塩だけです。すると、ナトリウムイオン（Na^+）が有力候補になります。

実際、食塩が水に溶けて生じたNa^+は、舌に分布する味細胞の中に入りこみます。一般に、イオンの入りこむ通路のことを「チャネル」といいますが、味細胞にはNa^+だけを通すチャネルがあるのです（基本解説１参照）。

Na^+は陽イオンなので電気的にはプラスです。そのため、Na^+がチャネルを通ると、電気的にある一定の値に保たれていた味細胞が、一時的にプラスに偏った状態になります。この変化が引き金となり、塩味が生じるのです。

しかし、話はここで終わりません。

硝酸ナトリウム（$NaNO_3$）は水に溶けてNa^+を生じますが、食塩と同じ味がするでしょうか。じつは、同じ濃度であっても、食塩とくらべ塩味はいくぶん弱くなるのです。

これは、陽イオンと対になる陰イオンも、塩味に影響するからです。食塩の場合、Na^+と対になって食塩を構成しているCl^-は味細胞に入りこめません。ところが、となり合う味細胞の間のすきまから舌の組織内に流れこみ、味細胞にその周囲から影響を与え、塩味の受容に貢献しているのです。

分子量の大きな陰イオンは味細胞の間のすきまを通過しにくいので、このような効果が弱くなると考えられます。大きな陰イオンをもつグルコン酸ナトリウム（$HOCH_2(CHOH)_4COONa$）では、それがはっきりと表れ、塩味が弱くなります。

ちなみに、Na^+を含むうま味調味料（グルタミン酸ナトリウム）も、じつは塩味を含んでいるのですが、分子量の大きな陰イオンをもっていることに加え、使用するときの濃度が非常に低いこともあり、ふつうは気がつきません。

（長井孝紀）

8 食塩の代用品はなぜないの？

五つの基本味の一つである塩味ですが、味を呈する化学物質という視点から考えると不思議なことがあります。

たとえば、甘味を引き起こす物質は、砂糖（ショ糖）、ブドウ糖、果糖、一部のアミノ酸などの天然物から人工甘味料まで、その数は数千を下らないといわれています。苦味やうま味も同様に、さまざまな物質によって引き起こされます。酸味のもとは水素イオン（H^+）ですから、水に溶けてH^+を出すものは基本的には酸っぱいことになります。

それでは塩味はどうでしょう。いうまでもなく食塩（＝塩化ナトリウム NaCl）こそ塩味を引き起こす物質なのですが、意外なことに食塩と同じ塩味を引き起こすものはほかに見あたりません。

塩化ナトリウムは、私たちの体を構成する数十兆個の細胞の周囲をとりかこむ細胞外液の主成分としてとても重要なものです。ですから、不足しないように必ず摂取しないといけないものですが、逆にとりすぎても高血圧などの原因になります。

それなら、砂糖のとりすぎを抑えるために人工甘味料が使われるように、塩分のとりすぎを抑えるために、なにか代用品があればいいと思いますね。ところが実際に代用できるものがなかなか見つかっていないのです。

項目7でも触れたように、食塩のナトリウムの部分を置き換えた塩化カリウム（KCl）や塩化カルシウム（$CaCl_2$）が塩味を呈することはありません。塩化カリウムは少量であればピリッと塩辛い味ですが、少し濃くなると妙な味が出てきます。食塩の味に比較的近いものに塩化リチウム（LiCl）がありますが、これにははっきりとした毒性があることがわかっています。

一般にNa^+、K^+、Ca^{2+}、Mg^{2+}のような陽イオンとCl^-などの陰イオンが結びついた化合物を塩《えん》といいますが、カルシウム塩やマグネシウム塩の味は、一般には食塩の味である塩味からほど遠いものです。豆腐をつくるときに使われる塩化マグネシウム（$MgCl_2$）が「にがり」とよばれてとても苦いのはその一例です。食塩以外の塩で、まさに塩味を呈する物質はないようです。

ところで、塩辛い木の実をご存じですか。日本でも西日本を中心に自生しているウルシ科のヌルデがそれです。シオノキとかショッペノキとよばれたり、漢名を塩麩子《えんふし》といいますから想像がつくと思います。この塩辛い味の正体は食塩ではなく、リンゴ酸カルシウムやカリウム塩のようです。かつては一部の地域で食塩の代わりに使われたこともあるようですが、筆者の経験でいうと、食塩の代用品としては塩味以外の味が強すぎるなという印象でした。

（井元敏明）

9
砂糖は量を少々まちがってもおいしいのに、食塩の味つけが微妙なのはなぜ?

クッキーに入れる砂糖の量を少々まちがっても、たいていは甘くおいしく食べられます。しかし、お吸いものに入れる食塩の量を少しでもまちがえたら、もの足りなかったり塩辛く感じたりして、おいしくありません。とても微妙です。

味物質(味のある物質)を溶かした溶液の濃度を増していくと、味細胞の反応、そして味細胞に連結している味覚神経の活動はしだいに大きくなり、味を強く感じるようになります。これはどんな味物質に対しても起こることです。もし、神経活動の増大がそのままおいしさの増大につながるのなら、ころあいの塩加減ではおいしかった塩味が高濃度ではまずくなることも、甘味が濃度によらずいつもおいしいのも、説明がつきません。

では、どのようにして私たちはおいしさを判断しているのでしょうか。

味の強さやその質の違いは、末梢の味覚神経の活動が味覚の中枢神経へ伝えられて識別されるのですが、そのほかに、おいしさを判断していると考えられる神経群にも情報は伝えられます。動物実験から得られた結果によれば、その神経群は、動物があるものをよろこんで食べているときにだけ活動することがわかっています。一般に、よろこんで食べているときは、動物の体がそのとき求めているミネラルや栄養素などをとりこんでいるときでもあります。

砂糖と食塩をくらべると、砂糖は体に必要なエネルギーとして消費されるため、常に摂取する必要があり、うすい砂糖水も濃い砂糖水もおいしいと判断してよいわけです。そして、たとえ過剰に摂取しても体内に蓄えることができます。一方、食塩（塩化ナトリウム）も生きていくためにはなくてはならないものです。しかも、細胞内・外のナトリウムイオンの濃度は厳密に一定でなくてはなりません。そして、砂糖と異なり食塩は体内に蓄えることができません。

体に必須の物質を蓄えられないということは、体が必要とする濃度（〇・九％）の食塩を常にとり続けなければならないということになり、この濃度の塩味を最もおいしく感じると考えられます。

お吸いものの塩分濃度が〇・九％以下になると、薄すぎるために、もの足りなくておいしくありません。逆に濃い塩味に対しては、過剰摂取を避けるためにまずいと判断します。このように私たちの味覚は塩味に関してはとても敏感なのです。

（長井孝紀）

10

超酸っぱいものを食べると、なぜ顔がくしゃおじさんになる?

ヒトの顔の表情は、気持ちや精神状態をよく反映します。ヒトは、自分の気持ちや精神状態を表情として表すことができ、それをほかのヒトに伝えることができます。

おいしいものを食べたり、まずいものを食べたりしても表情が変わります。これは表情筋や咀嚼筋の収縮により顔面にできるシワによって表れます。味のある物質が口腔内に入り、味蕾を刺激すると、味の情報は味覚神経を介して中枢神経系で処理され、表情筋を支配している顔面神経や咀嚼筋を支配している三叉《さんさ》神経を興奮させ、表情筋や咀嚼筋を収縮させます。

無脳症のような大脳のない新生児でも味刺激に対して表情反応が見られることから、味の基本的な情報処理は、大脳ではなく、脳幹レベルでおこなわれているものと考えられます。

とても酸っぱい味に対しては、とくに、眉の動きを操る皺眉筋《すうびきん》を中心に、目の開閉に関与する眼輪筋《がんりんきん》、口角を外方に引く笑筋《しょうきん》、口の動きに関与する口輪筋《こうりんきん》などが同時に大きく収縮して顔面にシワが生じ、顔をしかめた特有の表情になります。

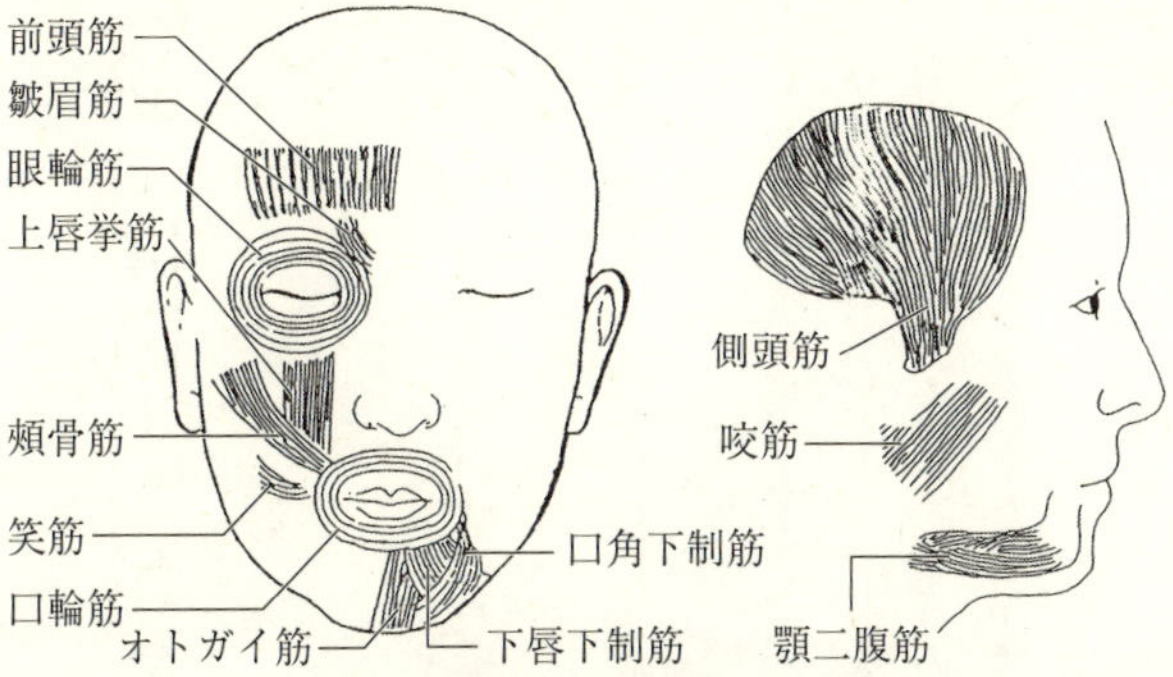

図2　表情筋・咀嚼筋の位置

堀尾 強ら「日本味と匂学会誌」(1997) より作成

酸味に対する反応は、辛味、渋味、えぐ味、苦味と多少異なり、人によっては口をすぼめてとがらす特有な反応をはっきり示します。「口をとがらす」反応には、唾液だまりをつくり、酸を中和する働きもあると考えられます。

酸っぱいものを食べたときに顔面がくしゃおじさんになる反応のルーツは、酸味を呈する未熟な果実や腐敗物に対する単なるビックリ反応にとどまらず、顔面表情の豊かな霊長類では、その食べ物に対する仲間への警告の意味合いがあるのではないかと考えられます。

味の体験や社会的経験のない新生児は、味刺激に対する表情がはっきり表れます。酸っぱい味に対しては口をすぼめたり、まばたきをしたりします。苦い味に対しては口をへの字にしたり、口を大きく開け、舌を突き出したりします。甘味やうま味に対しては満足、安心した表情をし、ときには笑います。しかし成人の場合、酸っぱい味や嫌な味以外では、あまり表情は変わらないようです。（堀尾 強）

11 「酸っぱい！」が長続きしないのはなぜ？

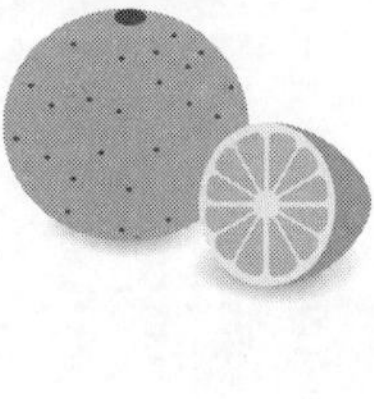

たしかに、酸っぱい味は長続きしないことが知られています。どうやらこの秘密は唾液にありそうです。

そもそも酸っぱい味は酸の味、つまり水素イオン（H^+）の味が大部分であると考えられています。唾液にはこの水素イオンを減らす働きがあります。唾液に含まれている重炭酸イオン（HCO_3^-）がその働きを担っていますが、これを水素イオンの緩衝作用といいます。つまり、酸の水素イオンを減らして中性にもどす働きです。このため、酸っぱい味の源である水素イオンは、口の中で少なくなってしまうのです。

これは簡単な実験でたしかめることができます。たとえば、酸性の溶液を口に含んでから唾液といっしょに吐き出し、その溶液の水素イオン濃度（pH）を測ると、酸性が弱くなっていることがわかります。

このように重炭酸イオンは直接的に酸を弱めますが、唾液にはこの緩衝作用を助ける物質も含まれています。それは炭酸脱水酵素というもので、唾液のネバネバのもとであるムチンとともに、歯や粘膜にくっつき、ペリクルという薄い膜を形成します。ペリクルは当然味蕾表面もおおっていますから、ペリクルに蓄積されている炭酸脱水酵素の働きによって、重炭酸イオンが持つ水素イオンの緩衝作用は粘膜の表面ではさらに強く発揮されるのです。

酸っぱい食べ物といえば、梅干し、レモン、夏ミカン……。考えただけでも唾液が出てくるでしょう。これは条件反射とよばれる現象です。以前に食べた酸っぱい味を覚えているために、考えたり見たりしただけでも唾液が出てしまいます。酸っぱい食べ物を口にしなくても、口の中には唾液がたくさん出てきて酸っぱい味を弱める準備ができているわけです。

また、酸っぱいものを実際に食べると、さらに多量の唾液が速いスピードで出てきます。酸っぱい味はますます薄められてしまうことになります。

じつは、速いスピードで出てくる唾液にも大きな秘密があります。唾液に含まれる成分は、出てくるスピードによって変化することが知られています。とくに酸っぱい味を弱める重炭酸イオンは、スピードに比例して濃くなるのです。食事をしないで静かにしているときの唾液と食事中の唾液をくらべると、重炭酸イオンの濃度は約五〇倍にも増加しています。酸を弱める唾液が大量に出るわけですから、これでは「酸っぱい！」は長続きしないはずですね。

（松尾龍二）

12 夏ミカンに砂糖をかけると酸っぱさが消える？

筆者が子どものころ（じつは半世紀も前のことです）、ミカンといえば、正月にコタツで食べるミカンか、五月ごろから出回る夏ミカンでした。そして、その夏ミカンの酸っぱかったこと！

そこで、そのころの人たちは、酸っぱさを少しでも和らげるために重曹（炭酸水素ナトリウム）や砂糖をかけて食べていました。筆者はなんと人工甘味料のサッカリンを塗って食べていました。

重曹をかけるのは酸味を中和するためで、理由は明快です。重曹に含まれる重炭酸イオン（HCO_3^-）が酸味のもとである水素イオン（H^+）を中和するのです。

では、酸っぱい夏ミカンに砂糖をかけた場合はどうでしょう。酸味が消えて、甘くておいしい夏ミカンに〝変身〟したように感じますが……。

じつは、砂糖をかけた夏ミカンは、甘くておいしい夏ミカンに本当に〝変身〟したわけではありません。実際には酸味は変わっていないのですが、砂糖の心地よい甘味がプラスされると、酸味が消えたように錯覚してしまうのです。

これを証明するとっておきの方法があります。あの甘味だけを消してしまう植物ギムネマ・シルベスタを使うのです（項目5参照）。この葉を一〜二分噛んだあとで、砂糖をかけた夏ミカンを食べると、甘味だけが消えるので、夏ミカンの酸味はちゃんとそのまま残っていることがわかります。つまり、舌の先では酸味と甘味を感じていても、脳は心地よい甘味のほうを強く感じてしまうのでしょう。

ところで、西アフリカには、ミラクルフルーツとよばれる赤い小さな実をつける植物がありま す。なにがミラクルかというと、この実を口に含んだあと、レモンなどの酸っぱいものを食べると、なんとそれがとても甘く感じられるというのです。

こんな不思議な作用を発揮する成分は、日本の研究者によってタンパク質であることがたしかめられ、ミラクリンと名づけられました。筆者もそのミラクルを体験させてもらい、とても驚いた経験があります。

この場合も、酸味が消えて甘味に変わるのではなく、口に入れたレモンに含まれる酸によって誘導された強い甘味が、レモンの酸味にプラスされるのです。ではなぜ甘味が現れるのかという疑問については、ミラクリンまたはミラクリンと結合した味細胞の膜の構造が酸によって変わり、甘味受容体を刺激するようになるからだと考えられています。しかし、その詳細はまだミステリーです。

（井元敏明）

13 甘酸っぱい味は、どのようにして甘味や酸味と区別されるの？

現在のところ、甘味、塩味、酸味、苦味、うま味の五つが、基本味として知られています。味蕾の味細胞には、これら五つの味のそれぞれを引き起こす物質に対応した、受容体やイオンチャネルといった構造があります。

そうだとすると、甘酸っぱい味はどうやって感じるのでしょうか。甘酸っぱい味に特有な受容体やイオンチャネルは見つかっていませんので、味を受けとる入り口となる味細胞の反応の段階では区別できません。

味の識別の次の段階は、味細胞につながる味覚神経の活動です。一般に、このような感覚神経は、刺激の強さ（感覚の量）を神経活動の大小に置き換えて伝えています。すると、数ある味覚の神経のうち、何割かが甘味に、何割かが酸味に割り振られていて、その活動の大小でそれぞれの味の強さを伝えているのではないかという考えが出てきます。これに基づいた識別の考え方を「ラベルドライン説」といいます。これとは別にもう一つ「アクロスニューロンパターン説」があります（基本解説4参照）。ここでは、複雑な味の分析や微妙な味の違いの識別を説明するのに適しているとされる後者の考え方で疑問に答えてみましょう。

いろいろな実験動物で調べてみると、とくにハムスターやラットのような下等な哺乳動物の味覚神経は、基本味のどれにも応答します。つまり、はっきりとした役割分担がないのです。これでは一見、味は識別不能のように見えます。

しかし、一つ一つの神経をさらによく調べてみると、その応答の程度には、ショ糖を口にしたときは弱いが酢では激しい、逆に、ショ糖では激しく酢では弱いというように、量的な違いがあることがわかりました。中には、甘味と酸味の刺激に対して応答に差がない神経もあります。

このように、ある味刺激に対し、個々の神経の応答のしかたは多種多様です。言いかえれば、多数の味覚神経の活動を個々に見ればそれぞれ違うので、神経集団全体としての活動パターンが生じるのです。そしてこの活動パターンは味刺激ごとに独特であり、ある味刺激に対するパターンは、別の味刺激に対するパターンと、異なるものになるのです。

ショ糖と酢を同時に口にすれば、甘いという味と酸っぱいという味に対する活動パターンが同時に（つまり混ざったパターンが）生じますから、甘酸っぱいと感じるのです。

結局、甘いも、酸っぱいも、そして甘酸っぱいも、味覚神経の「活動パターン」として脳に伝わり、それぞれの味として識別されるのです（基本解説4参照）。

（長井孝紀）

14 コーヒーやビールなど、苦いものをおいしく感じるのはなぜ？

小さい子どもなどは、苦いものを口にするとすぐに吐き出す習性があります。苦味はヒトにとって好ましくない味、つまり毒の味として認識されています。

甘味と苦味の味物質に対する感度を比較すると、苦味は一〇〇〇倍以上低い濃度で感じます。すなわち苦味は、わずかな濃度で味を感じることで、体に危険を知らせる毒物のシグナルの役割を担っているわけです。

それではなぜヒトは、苦い味がするコーヒーやビールを好むのでしょうか？　じつは、ヒトは苦味だけを好んでこれらを飲むわけではありません。コーヒーには興奮と鎮静をもたらす物質（カフェインなど）が、ビールにもそれに類する物質（ホップの成分）やアルコールが含まれ、気分をよくする作用があります。はじめて飲んだときは、苦味のためにほとんどの人が拒絶反応を示しますが、嫌な味がしたにもかかわらず、飲んだあとの気持ちのよさを何度か経験すると、その味が好ましい記憶へと変化していきます。

さらに、コーヒーやビールは、疲れているときに飲むとその苦さが気にならなくなったりします。筆者らは、精神的ストレスによって苦味に対する感受性が変化するのではないかと考え、二つの実験をしました。

まず、女子大生九〇名に、かなり苦めのチョコレートをストレスのかかる作業の前と後に食べて味の評価をしてもらいました。その結果、同じチョコレートでも、作業後のほうが苦味が少なく、おいしく感じるという結果になりました。これは、ストレスによって苦味の感受性が低下し、苦味に対する許容度が高くなったことを示しています。

次に、なぜ苦味の感受性が低下するかを調べました。ストレスをかけたときとかけないときで、口に含んだ苦味物質による苦味が残存する時間と、口の中の苦味の強さを測定したのです。その結果、ストレスをかけることにより、苦味の残っている時間が大幅に減り、強さも減少することがわかりました。これは、唾液中のリン脂質という物質が増えていることによります。リン脂質には料理の味をマイルドにする働きがあり、たとえば卵を料理に加えると味がマイルドになるのも、卵にリン脂質が含まれているためです。

このように、身体状況によって苦味の感じ方が変わることも、嫌な味である苦味を好むようになる要因の一つだと考えられます。しかし、苦味にはその刺激により気分転換する役割はあると思われますが、直接ストレス解消に働くかどうかは明らかではありません。

（中川 正）

15

「良薬は口に苦し」というけれど、なぜ薬は苦いの？

西洋にも、〝苦い味のしない薬はない〟という諺があります。洋の東西を問わず似たような諺があるように、薬には苦いものが多いのです。今でこそ、糖衣錠など飲みやすくする工夫がされ、さほど苦味は感じなくなりましたが、たまに分包された粉薬などをもらうと、苦味が身にしみるはずです。

ヒトを含む動物にとって、苦味は毒の味として認識されています。動物は苦味をもつものは毒があると思って食べません。しかし、毒の中には強い薬理作用をもつものが多くあり、また、その化学構造を少し変えることにより、毒性のない、薬理作用をもった薬に変身するものもあります。こうして多くの薬が開発されてきたのです。

一般に多くの薬は、細胞膜に存在する受容体のポケット状の部分に結合して、薬理作用を発現します。このポケットは、「疎水性」という、水になじみにくい（逆にいうと脂質になじみやすい）性質をもっています。疎水性のものは、同じ疎水性のものとくっつきやすい性質があります。

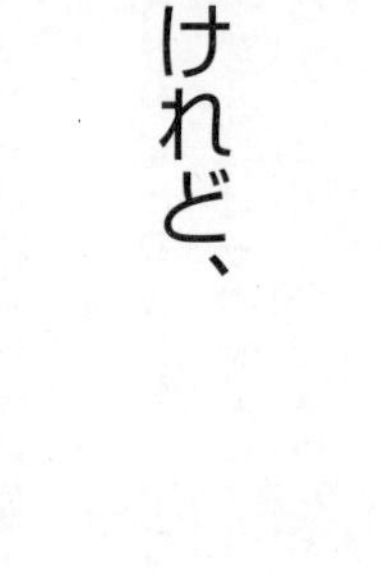

薬の分子にも疎水性の部分があるので、薬はポケットにすんなり結合できて、低濃度でも薬理効果が生じます。

そのうえ、疎水性が強い物質ほど細胞膜を透過しやすいので（細胞膜も疎水性なので、膜にもぐりこむようにして透過します）、薬は投与部位からいろいろな障壁を乗り越えて患部に到達することができるのです。このような理由から、疎水性の強い物質ほど薬理作用が強いと考えられます。

それでは、薬はなぜ苦いのでしょうか。じつは、疎水性の強い物質ほど、苦味が強い傾向があります。苦味は、味細胞膜に存在する苦味受容体のポケットに苦味物質が結合するために生じます。このポケットも疎水性なので、薬のような疎水性の大きい物質は、ここに結合しやすいので苦いわけです。

植物中には、アルカロイドと総称される強い薬理作用をもつ物質が存在しています。アルカロイドの中には猛毒のものもあり、またその構造を少し変化させて薬として利用されているものもあります。一般にアルカロイドは水に溶けにくく疎水性の強い物質ですから、低濃度で苦味受容体のポケットに結合するために非常に苦い味がします。

ただし、油のように、疎水性の大きい物質でも、まったく水に溶けない物質は、味細胞を刺激できませんので味はありません。

（栗原堅三）

16

あわせだしは何と何をまぜるの？なぜおいしくなるの？

日本では、だしの素材としてよく使われるものに昆布、鰹節、煮干し、干し椎茸などがあります。これらは単独でもだしがとれますが、二つの素材を組み合わせることで、うま味が強くなり、より複雑な風味を楽しむことができます。このようにつくられただしを「あわせだし」とよび、市販の麵つゆや和風調理用のだしの多くに使われています。

それでは、なぜ、二つの素材を組み合わせると、おいしいだしがとれるのでしょう。

あわせだしでは、うま味の「相乗効果」（強い増強効果）を上手に使っているのです。昆布のうま味成分はグルタミン酸、鰹節や煮干しのうま味成分はイノシン酸、そして干し椎茸のうま味成分はグアニル酸です。アミノ酸系のグルタミン酸と、核酸系のイノシン酸（あるいはグアニル酸）をいっしょにすると、それぞれ単独のときよりもずっと強いうま味が出ます。つまりうま味の強い、よいだしがとれるというわけです。アミノ酸はタンパク質の構成成分であり、核酸は細胞の核の中にある遺伝子の構成成分です。

このような相乗効果は、実験によっても確かめられています。グルタミン酸ナトリウムの味を感じる最低の濃度（閾値）は〇・〇一二％です。これは一〇〇グラムの水に〇・〇一二グラムのグルタミン酸ナトリウムを溶かした溶液でうま味を感じとることができるということです。ところが、一〇〇グラムの水のかわりに約〇・二％（正確には〇・一九％）のイノシン酸ナトリウム水溶液を使うと〇・〇〇〇一九グラムというわずかな量のグルタミン酸ナトリウムでうま味を感じることができるようになります。

ただの水に〇・〇〇〇一九グラムという微量のグルタミン酸ナトリウムを溶かしても、うま味を感じとることはできませんが、ほんの少しのイノシン酸が存在することで、うま味の閾値は一〇〇倍も引き下げられたことになります。

なぜ、このような現象が生じるのでしょうか？　はっきりしたメカニズムはまだ解明されていませんが、グルタミン酸あるいはイノシン酸のどちらか一方がうま味受容体に結合すると、もう一方の受容体への結合力が強くなるためではないかと考えられています。

西洋や中国でも野菜（グルタミン酸を含む）と肉や魚（イノシン酸を含む）をあわせてだしをとります。これらもうま味の相乗効果をうまく利用しているわけです。科学的な分析などできない時代から、グルタミン酸とイノシン酸やグアニル酸による相乗効果は上手に料理に生かされてきたのです。

（二宮くみ子）

17

うま味調味料はなぜ舌に残るの？

　うま味調味料は、調理の際に適量をかくし味として用いることにより、手軽においしい味つけをすることができるものです。しかし、大切なのは適量というところで、使いすぎては味のバランスが崩れてしまいます。

　街の中華料理屋さんなどで、うま味調味料の入れすぎと思われるチャーハンなどを食べた経験のある人もいるでしょう。そのあと、うま味調味料の味らしきものが、いつまでも舌に残ることがあります。

　一般にうま味は、他の基本味にくらべて口の中に余韻が残りやすいという特徴をもっています。

　味の性質を調べる方法の一つに、官能評価法とよばれるものがあります。官能評価の専門家たちは、試料を口に含み、口の中に満遍なく行きわたらせてから吐き出し（あるいは飲みこむ）、その後、口の中で感じる味の変化を調べて、時間経過による味の強さの変化も調べます。

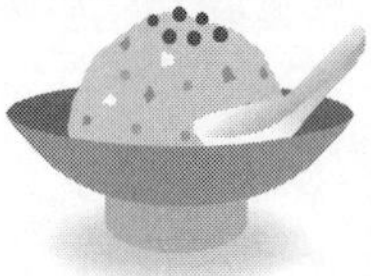

この評価法によると、酸味は口に含んだとたんに強い味が口の中に広がりますが、その後、急速に口の中から消えていきます。塩味は酸味よりもやや長く持続します。うま味は、まず口に含んだときに感じ、吐き出したとき（あるいは飲み込んだとき）にもう一度感じ、それが長く持続するのが特徴です。これは一般にあと味といわれているもので、うま味のあるスープや、だしの利いた煮物などを食べたあと、口の中に余韻が残るのは、うま味物質のこのような特徴によるものです。なお、甘味は塩味より長く持続し、苦味はうま味と同じように長く残ります。

なぜ、このようにうま味のあと味が長く続くのか、まだはっきりとは解明されていません。うま味は、舌のつけ根の部分や大臼歯の横の舌縁部などで強く感じることがわかっています。この部分にある有郭《ゆうかく》乳頭、葉状《ようじょう》乳頭とよばれる乳頭群は、その溝の中にたくさんの味蕾をもつことが特徴ですから（基本解説3参照）、舌の先端部などにくらべ、いったん受容体に結合したうま味物質が流されにくいことが、あと味の原因ではないかとも考えられています。

また、もともとうま味物質と受容体の結合力が、他の味物質にくらべて強い、あるいは味細胞の応答がいつまでも持続する（順応しにくい）といったことも考えられていますが、これらの説の信憑性については今後の研究が期待されるところです。

うま味物質を受けとる受容体の正体については、現在多くの研究者が注目し、その解明が急がれています。いずれあと味が長いことの解明にもつながっていくことでしょう。（二宮くみ子）

18

うま味調味料だけをなめてもおいしくないのに、料理に入れるとおいしくなるのはなぜ？

うま味調味料は、グルタミン酸ナトリウムを主成分とする調味料です。そもそも、うま味とはだしの味の主成分、料理の味の要《かなめ》ということができます。

ただし、うま味調味料だけでは「おいしい味」をつくることはできません。たとえば、昆布や鰹節でとっただしの味を想像してみてください。そのままでは味噌汁にも吸い物にもなりません。味噌や醤油、塩などと組み合わさり、さらに具に使われる素材の味とのハーモニーでおいしい味噌汁や吸い物ができるのです。

昆布や鰹節からとっただしに含まれるうま味を、調味料として使いやすい形にしたうま味調味料の味は、けっしておいしい味ではありません。塩や酢、味噌、醤油などが単独ではおいしくないのと同じです。しかし少量を料理に使うことで、他の味との調和によっておいしさが引き出されます。

うま味調味料は、だしの味を補ったり、素材の持ち味を引き出す役割をしています。塩を使いすぎると、塩味が強くなりすぎておいしくありません。うま味調味料の場合も同様で、使いすぎるとうま味が強くなりすぎておいしくありません。

　ビーフコンソメにうま味調味料を加えたときの味の印象の変化を官能評価法で調べてみますと、うま味調味料を少量加えることによってビーフコンソメの味全体が強くなり、味の持続性やコク、まろやかさや重厚感が増し、さらに牛肉らしさが強まります。

　手づくりで時間をかけてつくったビーフコンソメや鶏のだしにわざわざうま味調味料を加えるなんて、と思われる方もあるかと思いますが、ほんの少しのうま味調味料によってより風味が増し、牛肉らしさ、鶏肉らしさがグッと引き立ち、おいしくなるのです。同じような効果はハンバーグ、茶碗蒸し、野菜の煮物など多くの料理で確認されています。

　なぜ、このような風味の変化が起こるのか、科学的なメカニズムについてはまだ解明されていませんが、うま味調味料を料理に加えるとおいしくなるのは、うま味物質とその他の化学物質との間で味の混合効果や相乗効果が起こるためではないか、と考えられています。これらの効果により、おいしさの幅や深さ、広がりなどが強まるのです。

　また、食べ物の中のある特定の物質（たとえば、タマネギの中のグルタチオンやニンニクの中のアリインなど）とうま味調味料との相互作用によって「コク」が出るためではないかとも考えられています。


（二宮くみ子）

19

うま味は日本の味？ 中国や東南アジア、ヨーロッパにもある？

うま味は日本人の科学者によって発見され、日本の食文化特有の味と思われがちですが、じつは世界中の食に深くかかわっています。

中国には、大豆からつくられた醱酵調味料の豆鼓《ドウチ》（最近はスーパーやデパートで手に入ります）、肉や魚、豆類などを醱酵させた醤《ひしお》（そら豆でつくった味噌にトウガラシの辛味を加えた豆板醤《トウバンジャン》は日本でもおなじみです）、そして醱酵調味料ではありませんが、カキの干物をつくるときに出る煮汁を加熱濃縮したオイスターソースなど、伝統的なうま味調味料があります。

東南アジアで使われている魚醤《ぎょしょう》（タイではナンプラー、ベトナムではニョクマムなどとよばれています）もうま味に富んだ調味料です。

イタリア料理に使われるパルメジャーノ・レジャーノという水分が少なく固いチーズには、うま味物質としてグルタミン酸が約一・二％含まれます。これはだし昆布に含まれるグルタミン酸の量に匹敵します。粉状にすりおろしたパルメジャーノ・レジャーノは、パスタにかけるだけでなく、料理の味つけ役としても使われています。まさにイタリア版うま味調味料といってよいでしょう。

このチーズの表面をよく見ると、ところどころに白い結晶が見えます。これがグルタミン酸です。このチーズは日本の鮒鮨《ふなずし》のような味とにおいがするという人もいます。ある日本人のイタリア料理研究家が、若いころにイタリアではじめてパルメジャーノ・レジャーノのスライスを口にしたとき、「まさしくうま味調味料の味がする!」と感じたそうです。

オーストラリアやニュージーランドでは、酵母の濃縮エキスのペーストが朝のトーストなどに使われます。これもうま味に富んだ食品の一つです。オーストラリアやニュージーランドのホテルに行くと、朝食のときに必ずバターやジャムといっしょにそういったペーストの小さなパックが並んでいます。見かけは子どもたちがパンにつけて食べるチョコレートペーストをちょっと固めにしたようなものですが、甘い味を想像してはいけません。私たち日本人にとってはとても受け入れがたい酵母臭の強いペーストですが、彼らにとってはほっと安心できる味の一つだそうです。私たちにとっての味噌汁のようなものでしょうか。

以上のどれもがグルタミン酸を共通に含んでいるのですが、さらに、ほかのアミノ酸、糖、ミネラルなど種々の成分が特徴的に含まれていて、その土地の伝統的な食文化を表しているといえるでしょう。

（二宮くみ子）

中国の「だし」

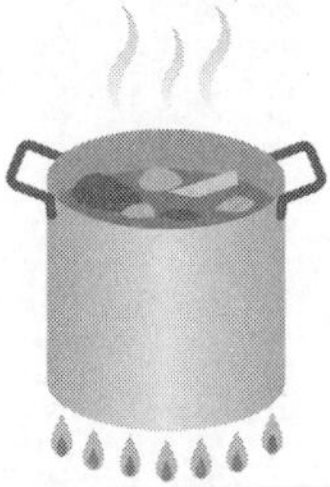

中国では、丸鶏や豚肉などを、ていねいに灰汁《あく》をとりながら何時間もことことと煮込んで上質の「だし」をとります。

6世紀の『斉民要術《せいみんようじゅつ》』という中国の書物には、「牛と羊の骨をたたき、よく煮込んで汁を取る。浮き立った灰汁をのぞいてしばらくおいて澄ます」という記載があります。これは「清湯《チンタン》」、つまりきれいに澄んだスープの作り方についての最古の記録といわれています。

この「だし」のとり方を簡単にご紹介しましょう。材料は丸鶏3羽、豚モモ肉3キロにネギ、ショウガ、塩、酒、コショウです。

豚モモ肉のぶつ切りと、胸肉とササミを除いた丸鶏を熱湯にくぐらせて霜降りにします。表面の灰汁をきれいに水で洗い流して、大きな寸胴鍋（直径40〜50センチ、高さ40センチ程度）に入れ、水をたっぷり入れて火にかけます。ていねいに灰汁をとり、ネギ、ショウガを加えて4〜5時間煮込みます。これをいったん漉《こ》します。

次に鶏の胸肉とササミを包丁でたたいてすり身状にして塩、コショウをしたものに水を加えてやわらかく溶きのばしたものを、漉したスープに加えて5〜10分間煮ます。

最後にこれを漉したものが「高湯《カオタン》」とよばれる最高の「だし」になります。大きな寸胴鍋いっぱいの水を使って最後にできあがる「だし」は大きなどんぶり3杯分ほどです。（二宮くみ子）

基本解説 1

五つの基本味（塩味、酸味、苦味、甘味、うま味）

現在、塩味、酸味、苦味、甘味、うま味の五つが、基本味と考えられており、それぞれの味を引き起こす化学物質が味細胞によって受けとられるしくみは異なっているようです。最近の分子生物学の発展によって、そのメカニズムが明らかになってきました。

塩味受容体はナトリウムチャネル

塩味は、基本的には、食塩などに含まれるナトリウムイオン（Na^+）が味細胞の突起にあるチャネル（特定のイオンを一定方向に通す通路）を通過することによって起こります。このチャネルについてはよくわかっていませんが、アミロライド感受性の上皮性ナトリウムチャネル

（ENaC）がその候補として考えられています。

この上皮性ナトリウムチャネルは、細胞膜を二回貫通する構造をもった四つのメンバー（二つのαサブユニットと一個ずつのβとγサブユニット）から構成されています。味を受容していないときの味細胞の内部は負に、外部は正に荷電していますが、Na^{+}がこのチャネルを通過すると、その電気的な平衡状態が壊れます。

この電気変化（脱分極）により密着結合帯の下方にあるナトリウムチャネルが開き、さらにシナプス（味細胞と神経のすきま）付近の味細胞膜のカルシウムチャネルが開いて、細胞外からカルシウムイオン（Ca^{2+}）を流入させます。これが引き金となり神経伝達物質とよばれる化学物質が味細胞から味覚神経に向けて放出され、味の情報が脳へ伝えられるのです。味が強い場合には脱分極の頻度が多くなります。

アミロライドという物質は上皮性ナトリウムチャネルをふさいでしまうので、舌に作用させると塩味を感じなくなります。アミロライドが効かない上皮性ナトリウムチャネルも存在しているようですが、その正体は明らかではありません。そのほかにカリウムイオン（K^{+}）なども純粋な塩味とは異なる味を生じますが、そのメカニズムについても明らかではありません。

また、酢酸ナトリウムが塩味を持たないことからわかるように、ナトリウムを含めば必ず塩味を引き起こすとは限らないことから、塩《えん》を形成する陰イオン（食塩の場合はCl^{-}）も、なんらか

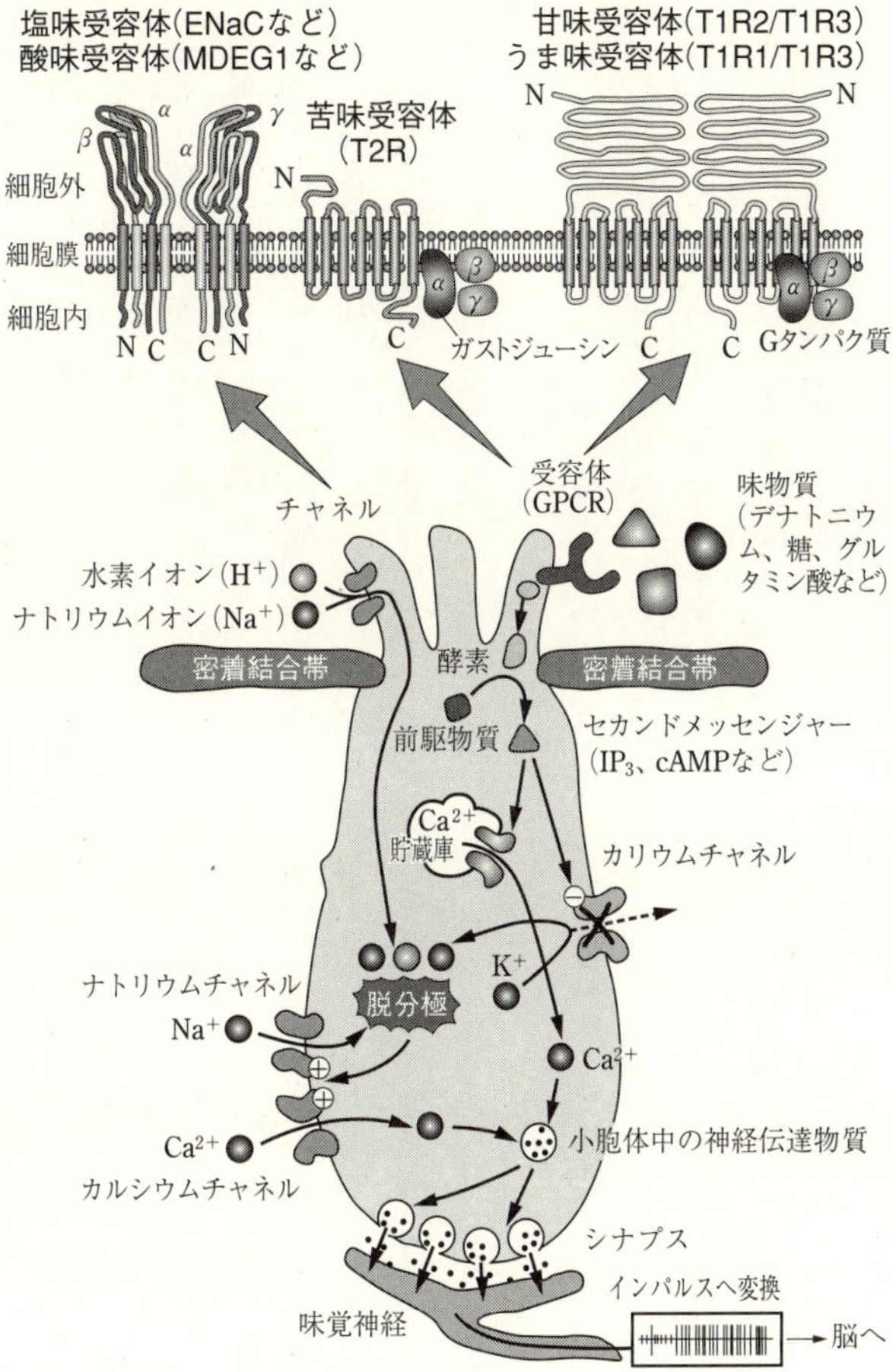

図3　味細胞における、基本味の受容メカニズム

五つの基本味の受容メカニズムを、ひとつの図で模式的に表した。実際には味細胞内がこのような状態になるわけではない。

の形で塩味の感覚に関わっていると推測されます。味細胞のすきまから味蕾に入りこみ、味細胞の周囲から影響を与えていると考えられていますが、その詳細はわかっていません。

水素イオンがカギを握る酸味受容体

酸味は水素イオン（H^+）によって引き起こされ、塩味と同じようにイオンチャネルが味の受容に働くと考えられています。味細胞（塩味を感じる細胞とは別らしい）の興奮のさせ方には三つの方法が想定されています。

（1）H^+がチャネル（上皮性ナトリウムチャネルなど）を通って細胞内へ直接入りこむ。

（2）H^+がカリウムチャネルの入り口をふさいでカリウムイオン（K^+）が細胞内にとどまるようにする。

（3）ほかの陽イオンが細胞の中へ入り込むように、H^+がイオンチャネルの入り口を開く（ENaC/DegファミリーのMDEGI、HCNなどの陽イオンチャネル）。

このように、メカニズムは違いますが、いずれの場合も陽イオンが細胞の中にとどまることによって細胞は興奮し（脱分極）、酸味を引き起こします。

また、H^+が味細胞の突起ではなく、口の中と味細胞との環境を分けている密着結合帯を通ることも酸っぱさを引き起こすひとつの原因であると考えられています。

苦味受容体はひとつのファミリー

苦味は、植物アルカロイドやカフェイン、デナトニウム、シクロヘキサミドなどの物質が、イオンのように味細胞の中へは入らずに、味細胞の表面にあるＧタンパク質共役型受容体（ＧＰＣＲ）に結合することで味の情報が伝えられます。ＧＰＣＲは、細胞膜を七回貫通する構造をもっており、Ｇタンパク質（ＧＴＰ結合タンパク質）といっしょに働きます。

マウスとヒトで発見された一つのＧタンパク質共役型受容体グループは、七～八個のアミノ酸からなる短い細胞外領域を共通の構造としてもっており、Ｔ２Ｒファミリーとよばれています。マウスでは四〇～八〇種類、ヒトでは少なくとも二四種類あることが報告されています。

味細胞に発現するガストジューシンとよばれるＧタンパク質は、その遺伝子を欠損させたマウスを使った実験から、苦味と甘味を感じるために必要な物質であることが示されました。Ｔ２Ｒは、苦味物質と結合すると、このガストジューシンを活性化することから、苦味受容体の本体であると考えられています。

培養細胞に種々のＴ２Ｒ遺伝子を発現させて調べた結果、マウスのＴ２Ｒ５はシクロヘキサミド、Ｔ２Ｒ８はデナトニウムに対する受容体であることが明らかにされました。

受容体からの情報はＧタンパク質を介して味細胞の中でバケツリレーのように酵素やセカンド

メッセンジャーとよばれる化学物質によって伝えられます。その情報は細胞内のカルシウムイオン（Ca^{2+}）濃度の上昇（細胞内のCa^{2+}貯蔵庫からの流出、あるいは細胞の興奮を経て細胞外からの流入による）を引き起こし、それによって神経伝達物質が味覚神経に向かって放出されます。このセカンドメッセンジャーを介する情報伝達は甘味、うま味受容にも共通のメカニズムであると考えられています。

甘味受容体は二量体のタンパク質

甘味は、天然糖（ショ糖、ブドウ糖、果糖など）や人工甘味料（サッカリン、アスパルテームなど）などの物質が、苦味と同じように味細胞表面のGタンパク質共役型受容体（GPCR）に結合することによって引き起こされます。

マウスやヒトで発見された三つのGPCR（T1R1、T1R2、T1R3）は、約五七〇個のアミノ酸からなる長い細胞外領域を共通の構造としてもっており、T1Rファミリーとよばれています。

培養細胞にこれらの遺伝子を発現させて調べた結果、それぞれ単独では甘味物質に対してまったく反応しなかったのに、T1R2とT1R3をいっしょに発現させると反応するようになることが明らかになりました。このことからT1R2とT1R3が結合したヘテロ二量体が甘味の受容体として働いていると考えられています。

マウスには甘味を感じやすい系統と感じにくい系統がいます。それぞれのマウスからT1R3遺伝子をとり出して調べてみると、感じにくい系統には長い細胞外領域の一部に変異があることが明らかになりました。この変異のために二量体がうまくつくれず、甘味物質と結合できないことが、甘味の感じにくさの原因であると考えられています。

甘味受容体に甘味物質が結合すると、セカンドメッセンジャーを介して、カリウムチャネルをブロックすることにより味細胞で脱分極が起こります。その後のプロセスは塩味を受容するときと同じで、密着結合帯の下方にあるナトリウムチャネルが開き、さらにカルシウムチャネルが開いて、細胞外からカルシウムイオンが流入します。そして、神経伝達物質が放出されるのです。

相乗効果をもつうま味受容体

うま味は、アミノ酸であるグルタミン酸などが苦味や甘味と同じように味細胞の表面のGタンパク質共役型受容体（GPCR）に結合することによって引き起こされます。

最初に報告されたうま味に対するGPCRは、脳に発現する代謝型グルタミン酸受容体(brain-mGluR4)の細胞外領域が約半分に短くなったタイプ(taste-mGluR4)です。そのほかには、甘味にも登場したT1RファミリーのT1R3がT1R1とヘテロ二量体をつくって受容体として働いていることが明らかにされました。グルタミン酸は、この二量体がつくる細胞外のポケット構造に結合すると考えられています。細胞の中の伝達メカニズムはまだ明らかではありません。

なお、グルタミン酸の感受性は、イノシン酸やグアニル酸などの核酸と一対一に混合した場合、グルタミン酸単独のうま味にくらべて、イノシン酸の場合には約七・五倍、グアニル酸の場合には約三〇倍に増強されることが明らかになっています（相乗効果）。

相乗効果のメカニズムについては、うま味受容体には二つの受容サイト（グルタミン酸と核酸）が存在しており、一方の結合サイトにうま味物質が結合すると他方の親和性が高められ、結果として受容体としての活性が高められる（アロステリック効果）という説が考えられています。

味細胞におけるそれぞれの味の情報はすべて味覚神経の電気信号に変換され、延髄の孤束核《こそくかく》に送られます。そこから脳の中をどのように伝わるのか？　なぜ、五つの味を区別できるのか？　そのメカニズムについては「基本解説4・脳における味の認識」をお読みください。

（二ノ宮裕三、重村憲徳）

Ⅱ

味の仲間

——辛味、コク、渋味、その他

20

「辛い」は味なの？

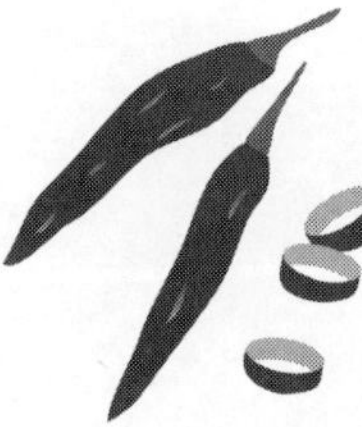

答えは、生理学的には「ノー」です。しかし食品学的には「イエス」です。だから「味」という語をつけて「辛味」というのです。

生理学的に見ると、味の刺激は、舌や軟口蓋《なんこうがい》（上あごの奥の軟らかい部分）の表面近くに埋めこまれた味蕾の中の味細胞で受容されます。その刺激は味覚神経により中枢へ伝達され、味覚が生じます。つまり、味覚神経によって伝達されて生じる塩味、酸味、苦味、甘味、うま味などが「味」と定義されるのです。

一方、私たちは日常「辛い」を味の感覚として認知します。食品学ではこれを広義の味に含めています。

では、生命現象を分子レベルで解明する分子生物学では、辛味の感覚をどのように説明するのでしょうか。

トウガラシを例にあげましょう。その辛味成分はカプサイシン（化学的にはバニリン誘導体）です。これを受けとる受容体としてバニロイド受容体（VR1）という分子（タンパク質）があります。バニロイド受容体は、体の表面（体表）にはりめぐらされている末梢神経の先端近くにあって、カプサイシンを受容します。バニロイド受容体は舌や口腔内にも存在しますが、味細胞にあるわけではありません。

体表にカプサイシンを塗布すると、この受容体があるために「熱い」とか「痛い」と感じますが、口の中では、「熱い」と感じると同時に「辛い」とも感じます。つまり、辛味の感覚とは、痛覚の一種なのです。

辛味成分は、口腔をおおう粘膜を透過しやすく、さらに、舌にはとくに三叉神経とよばれる末梢神経が密に分布していることもあり、体表にくらべてカプサイシンが受容体と結合する頻度が高まるため、口腔ではより強い刺激を生じると思われます。

このように「辛味成分」は、味覚神経ではなく、触覚、温度感覚、痛覚など味覚以外の感覚を伝える神経（体性感覚神経とよぶ）によって受容され、中枢へ伝達されます。したがって、これは生理学でいう味ではありません。しかし、「体性感覚」までを食品学でいう広義の味の感覚に含めるならば、答えは「イエス」です。

（阿部啓子）

21

「あとから辛くなる」のはなぜ？

トムヤンクンをひとすくい飲むと、じつにさわやかな酸味とうま味を感じますが、その直後にじわじわと猛烈な辛さが迫ってきます。

舌や口腔の表面は、重層扁平上皮という、上皮細胞が何層にも重なった比較的厚い構造をしています。そして、その層の下に、辛味物質と結合する受容体を含む体性感覚神経の神経線維があります。

図4に示すように、辛味物質にはカプサイシンをはじめとして、たくさんの種類があります。じつはそのほとんどが脂溶性（油に溶けやすい）です。一般に、脂溶性の物質は、細胞膜の脂質の層となじみやすいという特徴をもちます。

したがって、カプサイシンをはじめとする辛味物質は、重層扁平上皮の何層にも重なる上皮細胞の細胞膜をゆっくり通り抜け、辛味受容体を含む神経線維にまで到達するのです。

一方、酸味物質やうま味物質は水に溶けやすい親水性ですから、唾液に溶け、しかも味細胞の

種類/化合物名	構造式	植物名
アミド類		
カプサイシン	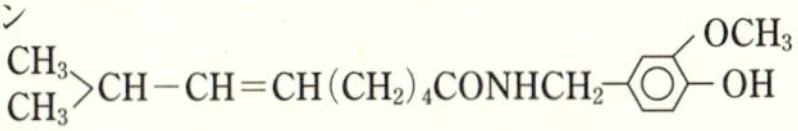	トウガラシ
α-サンショオール	$CH_3CH=CHCH=CHCH=CHCH_2CH_2CH=CHCONHCH_2CH(CH_3)_2$	サンショウ
イソチオシアネート類		
アリルカラシ油	$CH_2=CHCH_2NCS$	クロカラシ、サンショウ、ダイコン
クロトニルカラシ油	$CH_2=CHCH_2CH_2NCS$	アブラナ
スルフィド類		
ジアリルジスルフィド	$CH_2=CHCH_2SSCH_2CH=CH_2$	ネギ、ニンニク
ジアリルスルフィド	$CH_2=CHCH_2SCH_2CH=CH_2$	タマネギ
バニリルケトン類		
ジンゲロン	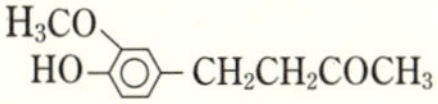	ショウガ
ショウガオール	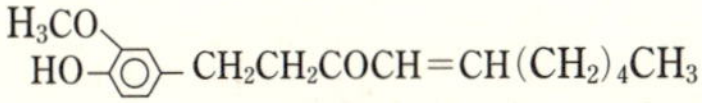	ショウガ
セスキテルペン類		
タデオナール	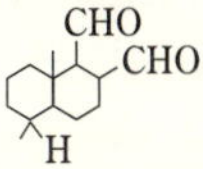	ヤナギタデ

図4　植物の辛味成分

細胞膜の表面に露出している受容体とすぐに結合します。そのためトムヤンクンを味わったときのように、「酸味やうま味を早めに感じ、その後、じわじわと辛さが迫ってくる」という現象が起こるものと思われます。

なお、いったん重層扁平上皮の下にまでしみこんだカプサイシンなどの辛味成分は、なかなか唾液では洗い流されません。だから、トウガラシの辛味は簡単には抜けないのです。

（阿部啓子、島田昌一）

22

ワサビは辛いのに、食べても汗が出ないのはなぜ？

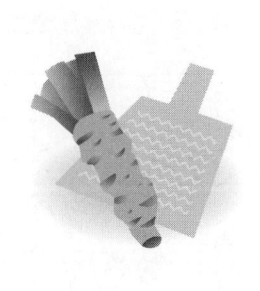

トウガラシを食べると、体が温かくなり、汗が出てきます。これはトウガラシの辛味成分であるカプサイシンに交感神経を刺激する作用があるからです。

交感神経がカプサイシンにより刺激されると、神経の末端からノルアドレナリンの分泌が増加したり、副腎から血液中へアドレナリンの分泌が促進されます。これらの物質は、発汗をうながしたり、エネルギー代謝を活発にすることによって体脂肪を燃焼させたり、血行を促進したりします。その働きはダイエット効果としても着目されています。

ところで、カプサイシンは交感神経を直接刺激するのではありません。カプサイシンの辛味センサーであるバニロイド受容体（カプサイシン受容体）に結合し、その情報は体性感覚神経を介して脳に入ります。そして交感神経に情報が送られるのです。

辛味の化学成分は、香辛料によって異なります。また人体に存在する辛味センサーである辛味受容体も、異なる辛味成分に対して何種類か異なる受容体が存在すると考えられています。

ワサビの辛味成分はアリルイソチオシアネートという物質です。ワサビにはシニグリンという物質が含まれており、ワサビをすりおろしたとき、水とミロシナーゼという酵素の働きでこのシニグリンが加水分解し、アリルイソチオシアネートができます。つまり、ワサビはすりおろさないと辛味は生まれないのです。

ワサビの辛味成分であるアリルイソチオシアネートの受容体（ANKTM1）と、トウガラシに対するバニロイド受容体とは異なる受容体です。そのためワサビには、トウガラシのように交感神経を刺激することで汗を出す作用がないと考えられています。

一方、トウガラシの仲間（ナス科トウガラシ属）には辛くないものがあります。辛くないトウガラシの仲間でも、カプサイシンに類似した成分が含まれるものがあります。これらの辛くないカプサイシン類縁体の中には、対応する受容体に結びつくと、カプサイシン同様、交感神経を刺激する作用をもつものがあります。

つまり、辛いものを食べて汗が出るのは、どの種類の辛味受容体を刺激するかによるのです。

（島田昌一）

23

鼻にツーンとくる辛さのもとは？

ワサビの辛味は鼻にツーンときます。一方、トウガラシの辛味は口の中がカッカしますが、鼻にツーンとくることはありません。これはなぜでしょうか。

ワサビの辛味成分はアリルイソチオシアネートという物質です。この物質は揮発性なので、ワサビを食べると口腔内で揮発して鼻腔にまで広がります。とくに鼻にツーンとくる感覚は、鼻腔内で痛覚を伝える三叉神経の末端にある受容体（ANKTM1）を、アリルイソチオシアネートが刺激することによって生じると考えられています。

一方、トウガラシの辛味成分はカプサイシンです。この物質はアリルイソチオシアネートほど揮発性が高くないので、鼻にはあまり抜けず、舌や口腔内にとどまります。それで、トウガラシは、鼻にツーンとくることがないのです。

（島田昌一）

24

「コク」って何？

「コクがあっておいしい」とよくいいます。「コク」は、熟した食べ物を口にしたときの豊かな味わいを指し、酒などの深みのある濃厚さに対してよく使われたものが一般的になったようです。おいしさの厚み、広がり、持続性、まろやかさなどが増強された状態ととらえることができます。

では「コク」とは何か。残念ながらまだ科学的に答えられる人はいません。ただ、まちがいなくいえるのは、口の中の数多くの味細胞が刺激されること、その活動が持続することが必須の条件だろうということです。そして、そのような味覚の情報は嗅覚、触覚、温度感覚など他の感覚情報とともに脳で処理、統合され、その結果「コク」として認知されるのです。

いまでは、ある物質を添加することで手っとり早く「コク」を出すことも可能なようです。たとえば、ニンニクやタマネギの抽出物から得られるシステインなどの含硫アミノ酸やペプチド類を、コンソメスープやカレーライスに添加するとコクが出るという報告があります。これらをグルタミン酸やイノシン酸を含むうま味溶液に添加しても、コクが出るようです。このような「コク発現物質」が特定できれば、コクの研究は飛躍的に進展するものと思われます。

（山本 隆）

25

渋味ってどんな味？

渋味といえば、苦味とともにふつう敬遠されがちです。たとえば渋柿など、そのままではとても食べられたものではありません。しかし、緑茶や赤ワインでは適度な渋味が、おいしさを決定づけるとても重要な働きをしています。

味覚は、味覚神経により伝えられる甘味、塩味、酸味、苦味、うま味の五つの基本味に分類されます。渋味は生理学的には、「味覚」ではなくて「触れた」という感覚、つまり「触覚」としてあつかわれており、三叉神経により伝えられます（詳しくは基本解説2参照）。

渋味成分を口に含むと、口腔内に収斂《しゅうれん》性の感覚、つまり舌や口の中全体が引きつったような感覚が生じます。これは、ドライな感じ、と表現されることもあります。渋味は、口腔内の粘膜表面のタンパク質が渋味成分と結合することで引きつった感覚を引き起こす「触覚」だと考えられているのです。しかし、「渋味」は広い意味では、とくに食品の分野では「味」の範疇《はんちゅう》に入れて

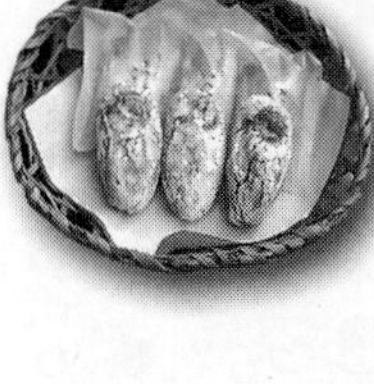

あつかわれています。

緑茶の渋味成分はカテキンという物質です。柿、リンゴ、梨、桃、ブドウなどの果物に含まれる渋味成分はタンニンという物質です。これらは野菜にはほとんど含まれていません。

果物は、未熟な段階では渋味が強く、熟すにつれて渋味成分が減少します。ところが、熟しても強い渋味をもつのが渋柿で、渋味成分はシブオールと名づけられたタンニンです。

果実から渋味をとりのぞくことを脱渋《だつじゅう》といいます。古くから知られている渋柿の脱渋法は干し柿で、農家の軒先に天日干しされた光景は日本の冬の風物詩ともいえるでしょう。また、さわし柿という江戸時代に発明された方法もあり、渋柿をお湯につけたり（湯抜き）、酒をかけることによって〝さわす〟（渋を抜く）方法です。

干し柿、さわし柿いずれの方法でも、渋味成分であるタンニンが、いくつもつながること（重合といいます）によって水や唾液にも溶けない大きな分子になり、舌のタンパク質と結合できなくなります。このため、私たちは渋味を感じなくなるのです。

渋味を感じさせるカテキンやタンニンは、最近注目されているポリフェノールの仲間です。たとえば、カテキンは抗酸化性、抗菌性、抗アレルギー性、抗齲蝕《うしょく》（虫歯予防）などの生理機能をもち、生活習慣病を予防する観点から評価されています。したがって適度な渋味を感じさせる食べ物は、健康のためによいといえるかもしれません。

（山田恭正）

26

「脂」のおいしさはどこで感じているの？

食べ物に含まれる脂は、おいしさの重要な要素です。マグロのトロや松阪牛の霜降り肉のおいしさはたまりません。でも、脂がどうしておいしいのか、じつは謎なのです。トロや牛の脂から純粋に脂の成分だけをとり出すと、味もにおいもありません。でも、脂はおいしい。まさに不思議なパラドックスですが、はっきりした答えはまだ存在しません。

脂のおいしさは、たしかに口の中で感じます。でも、甘味やうま味、塩味などのような味覚ではないようです。味覚ではないが、舌を刺激する不思議な興奮とでも表現するしかありません。マウスを使った実験では、脂を舌にのせると、甘味を感じたときと同じく消化酵素が一瞬だけ分泌されます。これは、舌が脂を感じているたしかな証拠と考えられます。

同じくマウスを使った実験では、舌の先端部分の味覚を伝える神経は、脂に対してまったく応答しません。でも、舌の奥のほうにある神経は、脂に応答して脳に信号を送ります。脂は、舌の奥で感じているといえそうです。

人間でも、たとえばトロの切り身を舌の先にのせてもほとんどおいしさを感じませんが、口の中で噛むと、舌の奥とその両側でトロらしい特上のおいしさを感じます。舌の奥が脂を感じることを裏づける現象です。

不思議なことはまだあります。食品中の脂は、ほとんどが中性脂肪という形で存在します。これが少し分解されると脂肪酸になります。舌の奥には、脂肪酸を受容するタンパク質が存在するので、これが脂の信号を伝える窓口である可能性があります。でも、分解される前の中性脂肪を受容するしくみは見つからないのです。口の中で一部が分解されるか、あるいは食品中でわずかに分解されるかしてできた脂肪酸が、脂のおいしさの信号かもしれません。

脂を多く含む食品はやわらかいのが特徴です。このやわらかさも、脂のおいしさの重要な要素ですが、それだけで脂のおいしさは説明できません。また、脂を配合すると、甘味やうま味をおいしく感じます。脂には、これらの味覚を高める作用があるという考え方もありますが、はっきりした証拠はまだありません。

むしろ、中性脂肪や脂肪酸は、味覚とは異なる信号を脳に与え、その信号によって脳が興奮するために、食品の中で脂といっしょに存在している甘味やうま味を格段においしく感じると考えるのが自然ではないかと思われます。脂を含む食品がどれもおいしいのは、このような脂による興奮作用なのかもしれません。この点は、現在も研究が進められており、脂のおいしさの秘密が解明される日も遠くないと期待されます。

（伏木 亨）

27

コーラのシュワシュワは炭酸ガスの味？　単なる刺激？

コーラやビールなど炭酸飲料のシュワシュワ（ピリピリ、チクチクなどともいう）という刺激味は、甘味や苦味などの基本味とは区別されます。

甘味や苦味などは、味覚神経につながる舌表面の味細胞で受容されるのに対して、炭酸飲料のシュワシュワ感は、舌や口腔内に分布する三叉神経の終末で受容されます。三叉神経は痛み、冷たさ、熱さなどを伝える神経で、舌や口腔粘膜のほか顔面皮膚、歯髄、歯根膜などにも分布しています。トウガラシの辛さが、成分のカプサイシンが三叉神経終末の受容体に結びついて生じる痛覚の一種であることは、項目20でもふれました。

炭酸ガスを直接、舌や口の中に吹きつけてもシュワシュワ感はほとんど生じません。つまり、この感覚は、気泡による物理刺激ではなく、高濃度に水に溶けた炭酸ガス（溶存炭酸ガス＝以後

「炭酸」と略記）の化学刺激で生じるということです。

筆者らはこれを二つの動物実験で証明しました。一つは、多数ある神経線維の分類実験です。舌を筆先でふれ、気泡と同じような物理刺激を与えたときに興奮する神経線維は、炭酸の刺激では興奮しませんでした。これで、気泡による物理刺激が原因でないことがわかります。

もう一つは、舌の表面で何層にも重なる上皮細胞に含まれる、炭酸脱水酵素という酵素の働きを阻害するという実験です。このとき、シュワシュワ感がまったく感じられなくなりました。つまり、この感覚は、炭酸脱水酵素が介在する化学反応によるのです。

つまり、舌表面の上皮組織内に拡散浸透した炭酸から、この酵素の働きで水素イオンと重炭酸イオンが生じてはじめて、刺激を受容するというしくみなのです。三叉神経の終末で、どのようにその化学刺激が受容されるのかは、残念ながらわかっていません。

私たち人間でも、高山病の予防薬や緑内障の眼圧低下薬を服用した後に、副作用として炭酸の刺激が感じられなくなるという報告があります。じつは、これらの薬は炭酸脱水酵素阻害剤なのです。

コーラやビールなど炭酸飲料を飲んだときには、甘味や苦味は味覚神経経由で、一方、シュワっとくる爽快感はおもに三叉神経経由で脳に伝わり、その合わさった作用で味わっていることになります。

（駒井三千夫）

基本解説 2

味の仲間のセンサー

甘味、塩味、酸味、苦味、うま味の五つの基本味については、基本解説1で説明しました。ここでは、その他の「味の仲間」の受容について説明しましょう。基本味と関係してくる部分もあります。

三叉神経が司る辛味、渋味、炭酸の刺激味

味の仲間としてあげられるのは、辛味、渋味、炭酸の刺激味などです。

それぞれについて、刺激を引き起こす食品、刺激成分、感覚受容のされ方、脳へ伝える神経、をまとめて表1に示しました。

	辛　味	渋　味	炭酸の刺激味
感じ方	ヒリヒリ、チクチク、ピリピリ、麻痺感、灼熱感	口腔粘膜に不溶性物質が形成されたような皮膜形成感	ピリピリ、チクチク、シュワシュワ感
食　品	トウガラシ、ワサビ、コショウ、サンショウなど	渋柿、濃い緑茶、五倍子、赤ワインなど	炭酸飲料(コーラ、ビール、シャンペンなど)
刺激成分	カプサイシン、アリルイソチオシアネート、ピペリン、サンショオール	タンニン系の化合物	溶液に溶けた炭酸ガス
感覚受容のされ方	三叉神経終末(温熱・痛み受容体などを介する)	粘膜表面のタンパク質と結合、一部苦味受容体を介するといわれている	三叉神経終末(炭酸脱水酵素を介在)
脳へ伝える神経	三叉神経	三叉神経、味覚神経(鼓索神経、舌咽神経)	三叉神経

表1　味の仲間のセンサー

なお最近、トウガラシの辛味成分であるカプサイシンが、バニロイド受容体という「温熱・痛み受容体」を介して受容されることがわかってきました。この受容体は、四三度C以上の高温や水素イオン（H^+）によっても活性化されることが知られています。辛い味のことを英語で「hot!」というのも筋が通っているのです。

表1にあげた辛味、渋味、炭酸の刺激味は、三叉神経とよばれる、口腔粘膜を支配する神経（触、圧、痛、温、冷といった体性感覚を伝える神経）を介して信号が脳に伝えられます。これは、味覚神経ではありません。すなわち、生理学的には、味覚神経を通して

信号が伝わるものが「味」であり、それ以外は「味」とはいわないのです。なお、渋味は味覚神経刺激作用も報告されていることから、体性感覚と味覚が複合されたものと考えられていて、その詳細は今後の研究課題となっています。

ただし、体性感覚も、トータルとしては味にかかわってきます。とくに味に関係しているものが、触覚、圧覚、痛覚、温度感覚（温覚、冷覚）です。

三叉神経と味覚神経の関係

一般に三叉神経は、粘膜の真皮にその終末部があって、粘膜に作用する機械的刺激（触刺激や圧刺激）や温度刺激（温熱刺激や冷刺激）を受けとります。

機械的刺激受容体の終末部は、特殊な結合組織にとりかこまれて特殊な形態を示し、特定の刺激を受容しやすい構造と機能になっています。これに対し、痛覚や温熱受容体の終末部は、結合組織の付属物をもたず、枝分かれしているだけです。これは、自由神経終末とよばれます。

三叉神経の自由神経終末は、口腔内で、広く味蕾以外の粘膜に分布していますが、一部は味蕾の周囲や味蕾の中にも存在します。これが味覚神経と関連していることを示す一つの証拠です。しかし、味細胞とシナプスを形成していないところが、味覚神経とは大きく異なる点です。つまり、味細胞と結合していないということです。

味細胞内部の自由神経終末は、サブスタンスPなどの神経ペプチドを含んでいて、神経刺激時には放出されることがわかっています。神経ペプチドが放出されることによって、味覚神経による基本味の受容・伝達機構も影響を受けることが知られています。これが、二つ目の三叉神経と味覚神経の関係です。

たとえば、風邪薬に入っているイブプロフェンという解熱鎮痛物質は、pH7という中性の状態では、舌の上に置くと三叉神経を刺激してピリピリ、チクチクした感覚を引き起こし、驚いたことに、甘味と塩味を感じられなくなるほどまでに抑制してしまいます。pH10のアルカリ性にすると、刺激感はなくなるのですが、同時に、甘味および塩味抑制効果も消失します。これが、刺激味が味覚受容・伝達に深くかかわっているとして筆者らが観察した実験例です。

味覚関連神経の伝達経路

体性感覚神経も含め、味覚関連神経全体の脳への伝達経路を次ページ図5にまとめました。舌前方部で受容した体性感覚は、三叉神経に属する舌神経（＝三叉神経舌枝）により伝えられ、舌後方部で受容した体性感覚は、味覚神経でもある舌咽神経舌枝により伝えられます。

延髄にある、孤束核とよばれる部位のニューロンは、味覚神経から伝達された味の情報を受けるのですが、一部のニューロンは三叉神経から伝達された体性感覚の情報も受け取ります。つま

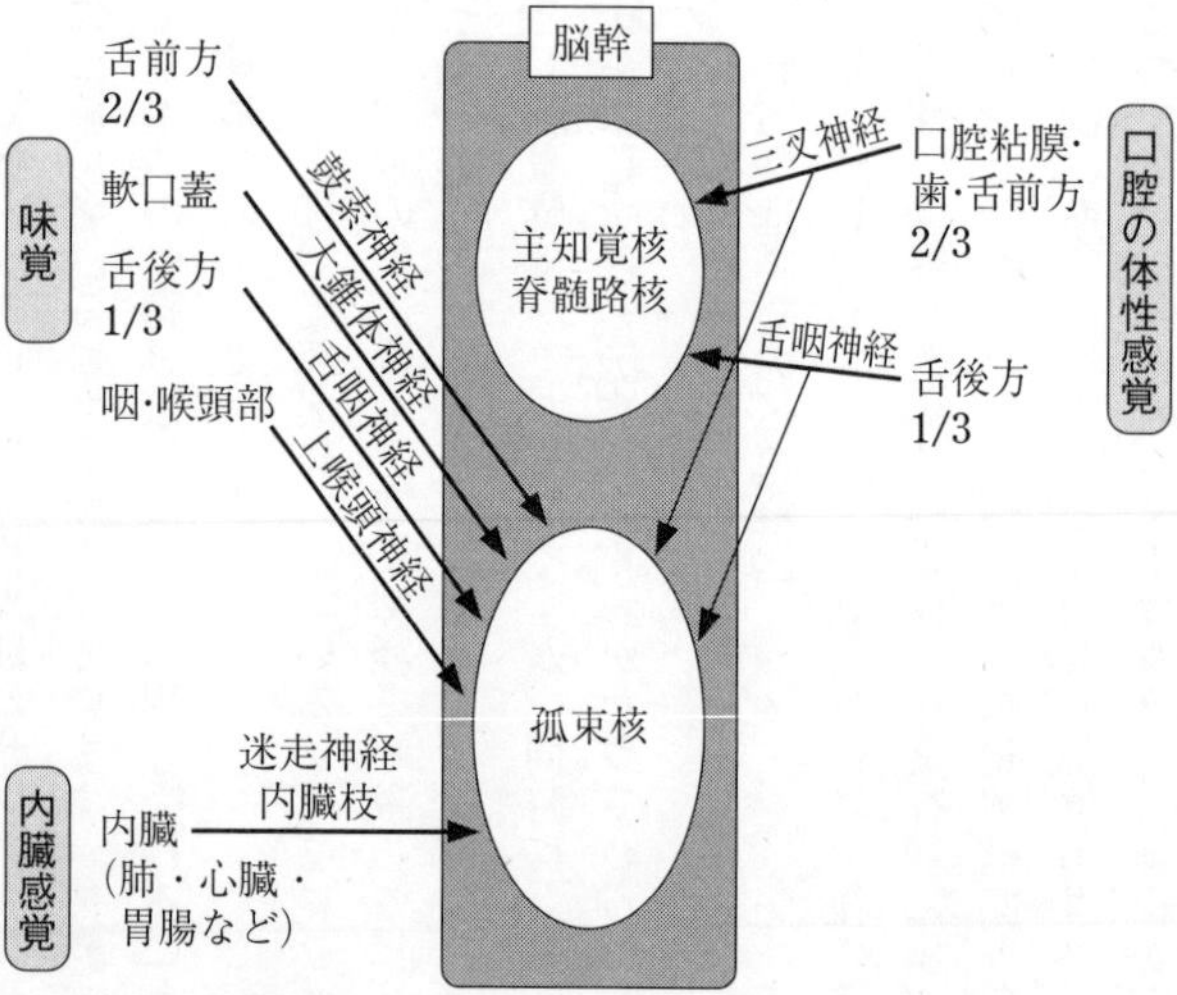

図5　味覚・内臓感覚・口腔の体性感覚を伝える神経と、伝わる脳部位

り、脳にはいるとすぐに「味」と「味の仲間」は合流し、複合された感覚となるのです。

三叉神経には、延髄孤束核から結合腕傍核、視床を通って大脳皮質体性感覚野へ至るルートと、扁桃体、視床下部へ向かうルートがあります。おいしさやまずさは後者のルートに関係しています。そして、このようなルートの中に味覚神経の情報も入ってきて、「味」と「味の仲間」は統合され、おいしさの評価を受けるのです。

以上のことをまとめてみましょう。

食べ物や飲み物の中に含まれる辛味、渋味、炭酸の刺激性の要素は、三叉神経や舌咽神経の中の体性感覚神経を通って脳に入り、甘味、苦味、塩味などの味の要素は、顔面神経や舌咽神経中の味覚神経を通って脳に入ります。そして、脳内での情報処理に際してお互いが相互作用を引き起こし、複合された感覚となります。これらの適切な組み合わせにより、私たちは食べ物をおいしく楽しく味わうことができるのです。

（駒井三千夫）

III

味総合

28

カニの味をつくるのに、どのくらいの成分が必要なの？

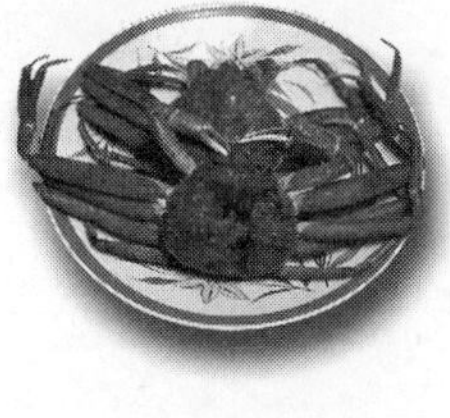

カニの身の成分を分析すると、おそらく一〇〇種類以上の成分が検出されるでしょう。ただし、こうした成分すべてが、カニの味の形成に貢献しているわけではありません。

カニの味がどういう成分で決まっているかは、ある成分だけを除いて味わってみるオミッションテストという方法で調べられました。この成分を抜いたらカニの味にならない、つまり必要不可欠な物質として残ったのが、グリシン、アラニン、アルギニンという三つのアミノ酸、それにうま味物質のグルタミン酸とイノシン酸、そして食塩でした。これらが、適当な割合で混ざっていれば、おいしいカニの味になります。ですから、アミノ酸、うま味物質、食塩の組み合わせでカニの味ができます。

じつは、カニの味だけでなく、魚、貝、ウニ、肉などいろいろなものの味が、アミノ酸とうま味物質と食塩で再現できます。また、一般に多くの食べ物の独特な味の特徴は、そこに含まれるアミノ酸の種類で決まります。たとえば、ホタテはたいへん甘いのですが、カニ味に必須なアミノ酸の組成を少し変えて、甘いアミノ酸であるグリシンの割合を増やしますと、ホタテの味になります。また、メチオニンとバリンというアミノ酸を加えると、ウニ味になります。

このように、食べ物によって、味をつくり出すのに必要なアミノ酸の種類は異なりますが、比較的少数のアミノ酸の組み合わせで食べ物の独特の味が出るのです。

うま味物質を抜いてしまうと、カニやホタテやウニの味は再現できません。ほとんどの場合、食べ物の味を再現するために、うま味は不可欠です。

食塩を抜くと、非常に弱い味しかしません。もともとアミノ酸単独では弱い味しかしませんが、食塩が存在するとアミノ酸の味が強くなります。食塩のアミノ酸に対する増強作用は、濃度〇・六％付近で最も大きく、それ以上の濃度では減少します。〇・六％ですから、しょっぱくなるほどの食塩は必要ありませんが、極端に減塩してしまうとアミノ酸の味が出ないのでおいしくないということになります。

世界保健機関では、一日の食塩の摂取量を五グラム以下にすることを推奨していますが、おいしさの面から考えると、これは減らし過ぎといえるでしょう。

（栗原堅三）

29 舌の上の味覚の局在（味覚地図）は本当にあるの？

舌の「先端は甘味」「へりは塩味と酸味」、さらに「奥の部分は苦味」に敏感、というように、舌の場所によってそれぞれ独特の味に敏感であるという話が広く信じられています。

この味覚感受性の部位による違いは舌の味覚地図とよばれ、一〇〇年以上も前に発表された論文にもとづいてつくられたものです。しかし、最近ではこの古い味覚地図は必ずしも正しくないという考え方に変わりはじめており、中には、舌の上に味覚感受性の違いはまったくないといいきる研究者すらいます。

では、どこが正しくないのでしょうか。官能評価法によって調べてみると、第一に、舌の先端はとくに甘味だけに敏感というのではなく、明らかに甘味、塩味、酸味、苦味、うま味のすべてを敏感に感じます。第二に、舌のへりが塩味や酸味に敏感ということですが、むしろ舌のへりや表面中央部はすべての味に鈍感であることがわかっています。

さらに、舌の奥のほうについて、苦味に対して敏感であるのはこれまでいわれている通りなのですが、同時に酸味やうま味に対しても敏感であるという研究報告があります。

味刺激は、口の中に数千個もある味蕾とよばれる直径〇・一ミリメートルにも満たない小さな構造物で受容されますが、その分布は舌の先端部分と舌奥中央付近、舌根のふち、および口腔の天井の一部（軟口蓋）に集中しています（基本解説3参照）。原則的には、味蕾が密集している部分ではより敏感でより強く味を感じますから、舌先端や舌の奥の部分は味刺激に対してとくに敏感で、舌縁や舌中央は鈍感なのです。したがって、舌の上に味に対する敏感な特定の部分があるという点では、味覚は局在しているということはまちがいではありません。

また、動物実験の結果は、苦味刺激に対して、舌の先端を支配している神経よりも、舌の奥を支配している神経のほうで大きな応答を得られることを示しており、舌先端と舌奥の苦味感受性の違いは、このような神経応答性の違いにもとづくものと考えられています。

一方、この混乱の原因に「敏感」という言葉の解釈のあいまいさもあると考えられます。敏感であるかどうかは、味覚を引き起こす最も低い刺激濃度（閾値）で表現します。つまり味を感じるか感じないかギリギリの味覚刺激の強さを比較して、より弱い刺激に対して味を感じるならより敏感であるということになります。しかし、閾値が低い部位ほど味を強く感じるというわけではありませんし、異なる味の間で共通する味の強さの基準を設けるのは難しいため、厳密に比較することはできません。

（原田秀逸）

30 味は脳のどこで記憶しているの?

味が脳のどこで記憶されているかは、残念ながらよくわかっていません。記憶のメカニズムは脳科学の最も重要なテーマであり、味の記憶にかぎらず、どのような記憶についても、現在盛んに研究が進められているところです。

類推は可能です。最近の研究で、物体の形の記憶は側頭葉の下側頭回というところに保存されていることがわかりました。この場所は物体の形の識別をする部位のすぐ近くにあります。このことから考えると、甘いとか苦いとか味の質の識別をする大脳皮質味覚野(基本解説4参照)の近くで、いろいろな味が記憶されているということになります。

しかし、甘いとか苦いとかの単純な味の記憶ではなく、ウニの味とか、松茸やリンゴの味、アイスクリームやチョコレートの味、あるいは、餃子やカレーライスの味といったものについてはどうでしょうか。

このような味は、味覚だけでなく、においや温度感覚、嚙み心地、舌触りなどを含んだ複合感覚の記憶です。いくつかの感覚を統合する場所は前頭葉の眼窩《がんか》前頭皮質という場所ですから（基本解説4参照）、そこが食べ物の味の記憶部位とも考えられます。

食べ物の味といえば、それがおいしいのかまずいのか、つまり、快・不快の嗜好性の情報もともなっています。また、いかなる生き物であっても、おいしくて体のためになる食べ物の味、まずくて毒性のある物質の味は、しっかりと記憶にとどめ、食べ物の選択行動に反映させなくてはなりません。このような情動性、嗜好性の記憶、食行動を含む記憶は、脳の中でも発生学的に古い脳といわれ、すべての動物が共通に有する扁桃体という場所（基本解説4参照）に記憶されている可能性があります。

サルの扁桃体には、大好物であるスイカを見たり味わったりしたときに特異的に活動する神経細胞、すなわちスイカの情報を記憶していると考えられる細胞が存在することが知られています。もちろん、過去にスイカを食べたことのないサルにはこのような神経細胞は存在しません。また、ヒトの扁桃体を刺激すると、朝鮮アザミ、カラス貝、オイスターなど具体的な食べ物の味を答えたという報告もあります。

種々の感覚情報が集まり、大脳皮質味覚野や眼窩前頭皮質とも密接な連絡のある扁桃体に、食べ物の味の記憶が蓄えられているのではないでしょうか。

（山本 隆）

基本解説 3

味を感じる場所

味蕾の存在する舌乳頭

味は、どこで感じているのでしょうか？　動物の種類によっては思わぬところで味を感じているものもいるのですが（項目82・ナマズ、項目83・ハエ参照）、私たちヒトは、当然口の中でしか味を感じることができません。では、口の中のどこで味を感じているのかというと、味蕾とよばれる構造物です。

味蕾は、舌のほか、軟口蓋（上あごの軟らかいところ）や咽《いん》・喉頭部《こうとう》（のどの奥）にも存在します。ここでは、一番味蕾の多い舌についてお話しします。

舌を突き出して鏡で見てみると、その上には、ざらざらした突起物が肉眼でも観察できます。

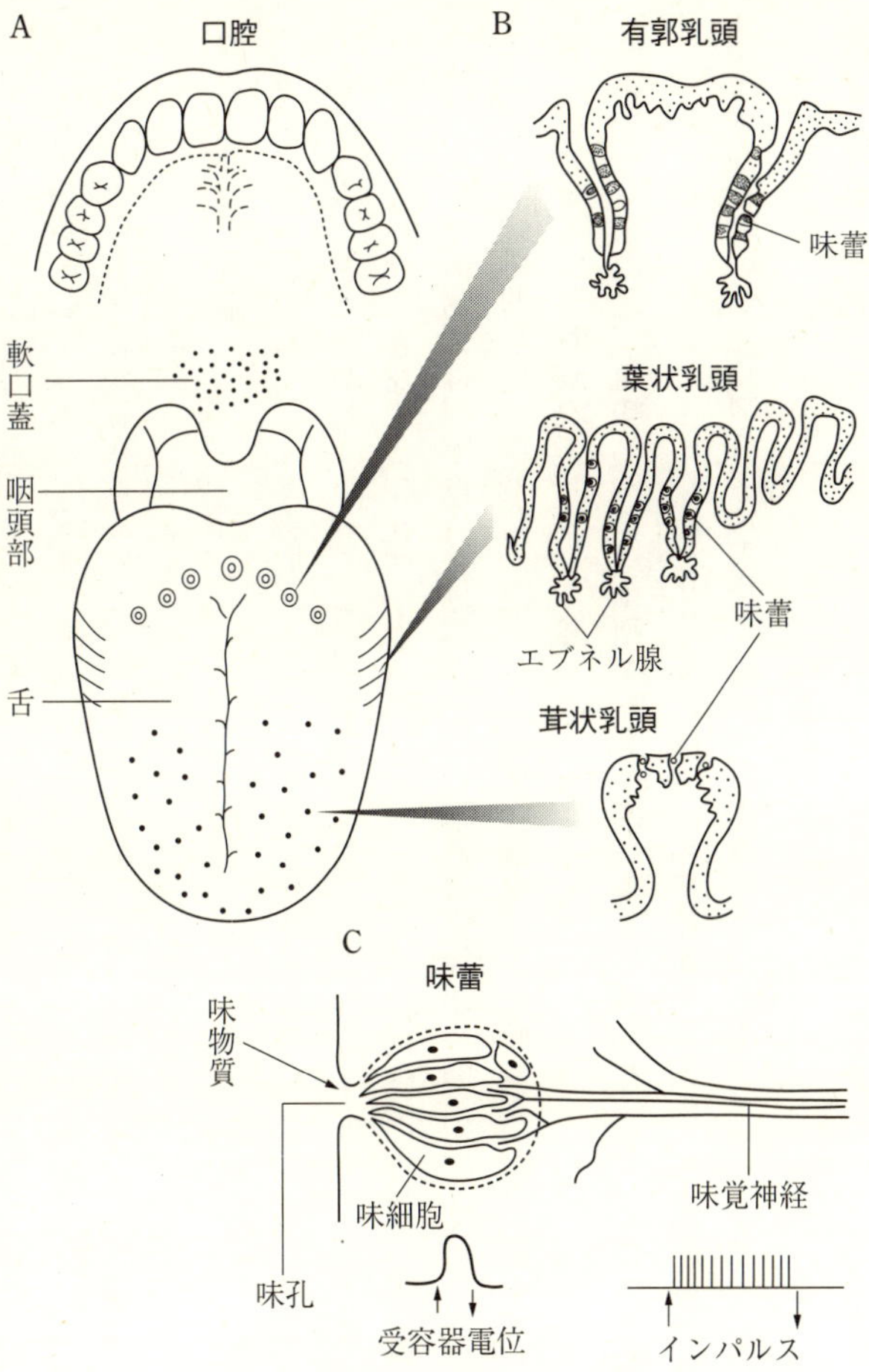

図6 A：口腔内の味蕾存在部位 B：舌乳頭の断面
C：味細胞・味覚神経での電気現象

山本 隆「脳と味覚」（共立出版, 1996）より作成これを舌乳頭《ぜつにゅうとう》とよびます。舌乳頭には、前の方にある糸状乳頭《しじょう》と茸状乳頭《じじょう》、後部側面にある葉状乳頭、舌の奥の方に七～八個Ｖ字形に並んでいる有郭乳頭の四種類があります。顕微鏡で観察してみるとこのうち味蕾が存在するのは、糸状乳頭を除いた三つです（前ページ図６）。

味蕾の構造と機能

味蕾は、長い紡錘形をした味細胞が縦に三〇～七〇個集合した花のつぼみ状の構造物で、その幅は四〇～五〇マイクロメートル、長さは六〇～八〇マイクロメートルのかなり小さなものです。味蕾の先端には小さな穴（味孔）があいていて、ここだけが口腔内の唾液と接触しています。食べ物から出た味物質は、唾液に溶け込み、この味蕾の先端から顔を出している味細胞に触れることによって味細胞に化学的変化が起こり、味蕾の根元にある味覚神経を興奮させて、味の情報を脳に伝えます（基本解説１、２、４参照）。

味蕾中の味細胞は、組織学的にはⅠ型～Ⅳ型の四つのタイプにわけられることが知られています。しかしながら、これらの細胞のすべてに味覚受容機能があるのか、それとも一部の細胞のみにあるのかは、いまだに研究者の間でも議論の分かれるところです。

味蕾の成長と老化

味蕾の数は、成長とともに変化が見られます。乳児では、味蕾は一万個にもおよび、ほっぺたの内側の粘膜や唇の粘膜にも存在するようですが、成長とともに減少し、成人では、舌に約五〇〇〇個、それ以外の部分に約二五〇〇個程度になります。

年齢とともにさらに味蕾の数は減少していくようですが、実際に顕著な減少が認められるのは、七五歳以上からです。しかし、味覚検査による研究報告では、感受性の低下そのものは六〇歳ごろから始まるそうなので、組織学的な味蕾の減少よりも、機能の低下の方が先行して始まるということになります。

寿命の短い味細胞

味細胞は寿命が短く、一〇日前後といわれています。周囲の上皮細胞が分化して味蕾内に入り、新しい味細胞になり、成長して一〇日前後で消失します。そしてまた新しい細胞が生まれるのです。この現象をターンオーバーとよんでいます。

このことから「味細胞が生まれ変わっている間も、ちゃんと味を伝えることができるのだろうか」とか「たとえば甘味を伝える神経は、なぜ生まれ変わっても常に、他の味ではなく甘味を受容する細胞との間にシナプスができるのだろうか」という疑問がわいてきますが、現時点でもさまざまな議論があり、直接的な解答が得られていません。

（硲 哲崇）

31

「腹ペコだと何でもおいしい」のは、舌の味覚センサーの感度が高まっているから？

この質問は、「腹ペコ」の信号がどこかでキャッチされて脳に伝わり、さらに脳から舌の味覚センサー（すなわち味細胞）へ下りてきてその感度を調節する機構があるという考え方にもとづいていています。しかし、このような感覚センサーの感度を脳が直接調整するような機構は、筋肉の長さを調節する筋紡錘《きんぼうすい》（筋肉の伸展状態をモニターする筋肉内のセンサー）などには見られますが、味覚センサーには脳からの調節信号を伝える神経は来ていません。したがって、お腹がすいているときに舌の味覚センサーの感度が高まることはありません。

お腹がすいているという判断は、お腹の中に何もないという内臓からの神経情報にもとづくのではありません。血液中の栄養成分の濃度、たとえば血糖値を、脳の視床下部という場所で検知し、それにもとづいて前頭葉の眼窩前頭皮質の内側の領野がおこなうとされています。

視床下部で得られた血中の栄養成分の濃度に関する情報は、脳内の味の情報を伝える経路のいろいろな段階にも影響を与えて、味を伝える神経細胞の活動を多少増減させます。その結果、お腹がすいて血糖値が下がってきたりすると、それまでまずいと思っていたようなものの味が甘味に似てくるため、おいしいと感じるようになるのです。

ただし、おいしいと感じる場所は、味の基本的な感覚が生じる大脳皮質第一次味覚野ではありません。ここでは、空腹、満腹にかかわらず、甘い、酸っぱいといった味の質や、味の強さなどを感じるのです。「お腹がすいていて」おいしいと感じるのは、大脳皮質のもっと高次の第二次味覚野です。

大脳皮質第二次味覚野は、前頭葉の眼窩前頭皮質の外側にあり、甘味によく応じる細胞が多く存在しますので、おいしさを感じる場所とされています。そして、その内側には先ほど述べた視床下部の情報を受けとって空腹感を感じる場所があります。

空腹のときは、視床下部からの情報は第二次味覚野の味の応答性を増大させ、満腹のときは、味の信号伝達を遮断します。すなわち、第二次味覚野では、腹ペコのときには大きい応答が生じ、よりおいしく感じることができるのです。

まとめますと、視床下部は血糖値の低下を検出して空腹感を生じさせるとともに、おいしさの判断に関係する大脳皮質第二次味覚野の活動性を高めますので、食べ物をよりおいしいと感じるのです。すなわち、「腹ペコだと何でもおいしい」のは、舌の味覚センサーの感度上昇といったセンサーレベルの問題ではなくて、中枢神経系の問題だったのです。

（小川 尚）

32 ワインの味がわかる人とわからない人の違いは？

ワインをひとくち口に含んで「これは～産の～年ものだね」というソムリエなどの専門家。彼らは、私たちとは舌や脳のしくみが違っているのでしょうか。

ワインの鑑定には、味、におい、香味（風味）や環境など、さまざまな要素が影響を与えます。ここでは重要な要素のひとつであるにおいについて考えてみましょう。たとえば、プロのワイン鑑定人と一般の人の嗅覚能力を比較した研究があります。この研究では、どのくらいの濃度になればにおいのすることがわかるか（検知能力）、あるにおいに別のにおいを混ぜていったときに、どのくらいの濃度のにおいをつけたときに元のにおいとの違いがわかるか（弁別能力）、あるにおいを嗅いでそのにおいが何であるかはっきりとわかる濃度はどのくらいか（同定能力）という三つの項目について調べられました。

その結果、弁別能力において、プロのワイン鑑定人と一般の人の間に差が見られることがわかりました。だからといって、プロのワイン鑑定人のほうがにおいに敏感であるということではありません。つまり、もし、ワイン鑑定人のほうがにおいに敏感なのであれば、すべての能力においても、一般の人よりよい成績をおさめるはずなのですが、検知能力や同定能力にはそれほど大きな差はなかったのです。

では、ワイン鑑定人の弁別能力の成績がよかったのはどうしてでしょうか?

よく考えてみると、私たち一般人が、あるにおいを嗅いだときに、そのにおいの成分を考えることはありません。しかしながら、ワインの香りには、いろいろなにおい成分が含まれており、そのにおい成分の違いがワインの違いを生み出す構成要素の一つなのです。すなわち、ワイン鑑定人は、ワインの香りに含まれるにおい成分をくわしく弁別することによって、ワインの違い、ひいてはワインの善し悪しを鑑定しているのです。ワイン鑑定人は、においの感覚に秀でた能力をもっているというよりは、においの成分を探し出す能力に優れているのです。

いくつもの心理学的研究から、このようなにおいに関する能力は、学習することによって修得可能であることが実証されています。とくに、においの弁別能力に関しては、においを嗅ぎ、そのにおいに言語ラベルをつけることによって、弁別できるにおいの種類が増えるという報告もあります。たとえば、「フルーティー」「スパイシー」「ウッディ」などの表現がよく使われています。嗅覚能力を高めるには、自分自身でより多くのワインを味わい、その成分を見出し、名前をつけて覚えるというトレーニングを積んでいくことが必要なようです。

（坂井信之）

33

「甘い」ってどういうこと？甘いものを食べたくなるのはなぜ？

動物は、五つの基本味のうち、酸味、苦味を避け、塩味、うま味、甘味を好みます。酸味と苦味に対してはそれぞれ、腐敗物、毒物と認識して防衛本能が働くからです。一方、塩味は体液のイオン源、うま味はタンパク質源（アミノ酸）、甘味はエネルギー源というように、体の恒常性維持に必要な成分のマーカーとして認識されています。

すなわち甘い味のものを好むことは、効率よくエネルギーを摂取できることにつながるので、私たちヒトを含む多くの雑食性動物にとっては非常に都合がよいということになるのです。

大脳の発達したヒトでは、嗜好性が多様化し、甘いものが苦手という大人もいたりしますが、少なくとも甘いものを嫌いな赤ん坊はいません。胎児でさえ、羊水に甘い味をつけてやるとよく飲むようになります。つまり、「甘いもの＝エネルギー源」という本能を私たちも保持しているわけです。

このように見ていくと、どんな生物でも、その生物にとってエネルギー源になるものを好んで

	アラニン、グリシン、D-トリプトファン等の甘味アミノ酸	グルコース、ガラクトース、フルクトース(糖)	ショ糖(砂糖)	サッカリン	アスパルテーム(甘味ペプチド)	モネリン、タウマチン(甘味タンパク質)
バクテリア	○	○	−	−	−	−
ハエ・ミツバチ	○	○	○	−	−	
魚類	○		−			
ウサギ	○		○	○		
ブタ	○			○		−
ラット	○	○	○	○	−	−
ハムスター	○		○	○	−	
ネコ	○	△	△	×		
イヌ	○	○	○	×		
リスザルなどの新世界ザル	○	○	○	○	○	−
アカゲザル・日本ザルなどの旧世界ザル	○	○	○	○	○	○
ヒト	○	○	○	○	○	○

表2　甘味物質に対する感受性の、動物による違い
甘味として感じるアミノ酸やその強さは、動物種によって微妙に異なる。○：好む、△：やや好む、×：嫌う、−：味を感じていない、空欄：調べられていない、をそれぞれ表す。

いることがわかります。例えば、原始的な単細胞生物である大腸菌でも、彼らにとってエネルギー源となるアミノ酸を与えてやるとその周囲に多く繁殖することが知られています。また、ネコのような肉食性の哺乳類の味覚神経は、ヒトのエネルギー源となる炭水化物にはわずかな反応しか示さないのに、肉の成分であるアラニン、グリシン、セリン、スレオニンといったアミノ酸には非常に

よく反応し、しかもこのような物質の含まれているものを好んで摂取します。草食性・雑食性の動物の味覚神経は、その餌の主成分であるデンプン、砂糖などの炭水化物に対してよく反応し、好んで摂取します。

つまり、私たちヒトがブドウ糖や砂糖の味を好ましく感じるのは、それが生きていくのに得策だからです。その結果、私たちの祖先はこれらの物質の味を好ましい味だと認識する能力を獲得したのです。それが、現在、私たちが「甘い」として認識する味の正体なのです。

しかし、ネコがアミノ酸をなめているときに、私たちが砂糖をなめているときに感じるあの同じ〝甘い〟感覚を生じているかどうかは、わかりません。ただ、少なくとも私たちが砂糖を魅力的と感じるのと同程度には、魅力的な味であることは間違いないでしょうね。（林　由佳子）

コラム●3

うま味と甘味の分岐

ブドウ糖や砂糖などの炭水化物を代表とする甘味は、エネルギー源のシグナルです。これに対して、うま味の代表といえば、グルタミン酸と核酸です。グルタミン酸は、体をつくるタンパク質を構成する主要なアミノ酸、核酸は遺伝子の構成成分ですから、うま味は、このような体の構成成分のシグナルだということになります。

また、アミノ酸は、炭水化物と同様にエネルギー源ともなります。古代の海に生息していた動物は、他の生物の体を構成しているアミノ酸や核酸の味を餌の指標としていたようです。

つまり、進化の初期段階では、うま味と甘味は、どちらもエネルギー源として、特に区別される必要はなかったのです。やがて、陸上生活が可能な動物が現れ、木の実や穀物を餌にするようになると、アミノ酸の味と穀物の主成分である炭水化物の味とを区別するようになりました。よりエネルギー価値が高い炭水化物をアミノ酸と区別できるほうが有利だからです。

この名残を現在の動物にも見ることができます。たとえば、ラットはグルタミン酸と砂糖の味を区別できませんが、ある種のマウスは両者を区別できます。サルやヒトでは明確に区別可能です。このように動物の進化は、その時々に応じて、種々の物質に対する味の感じ方をも変化させてきたのです。

（林 由佳子）

34

基本味は五つしかないのに、どうしてあの複雑なラーメンスープの味を感じとれるの？

この設問は少なくとも三つの命題から成り立っていて、いずれも味覚の根本命題に関するものです。

第一に、一つの基本味に対して、多くの場合、複数の受容体があるということです。現在の科学では、それぞれの基本味に対して代表的な受容体が明らかになっていますが（基本解説1参照）、構造の若干異なる変異型のものが存在する可能性があります。ということは、たとえば、甘味を生じる物質は、すべて同じ種類の受容体に結合するわけではないのです。味物質と受容体の反応にはさまざまなバリエーションがあり、同じ甘味でも、微妙に味が変わって感じられている可能性があります。さらに、味物質と受容体の反応には、温度や浸透圧などが微妙に影響します。温度によって味物質の溶解度も変わるので、できたての熱いラーメンと冷えたラーメンでは、スープの味が違うはずです。

第二に、味を混ぜたときの問題です。多くの場合、異なった味を混ぜるとお互いの味が弱くなります。たとえば、塩に砂糖を混合した場合で、これを抑制効果といいます。一方、似通った味を混ぜると、今度は味が強くなります（増強効果）。とくに昆布のうま味物質グルタミン酸と肉のうま味物質イノシン酸を混合した場合は強い増強効果が得られるので、相乗効果とよんでいます。このように、ある決まった量の味物質に対しての味の感じ方は、そのときほかにどんな味物質がどのくらいの量存在するかにより、大きく異なってくるのです。どのように材料を混ぜ合わせて、その店独特のラーメンスープの味を出すかは、店長の腕の見せどころです。

第三に、大まかに味といった場合には、ラーメンスープあるいは口腔から揮発するにおい分子による嗅覚も、味の一部としてとらえているということです。さらに、口腔全体で感じる触覚、痛覚、温度感覚などが味覚を促進したり抑制したりします。たとえば、ラーメンスープがさらさらしているか、こってりしているかも影響をおよぼすのです。このように複雑な現象をいっしょにして味ととらえています。

まとめると、第一、第二の点から、基本味だけでも、無限とも思われる味の違いを感じることができます。第三の点から、嗅覚や口腔感覚も動員して、総合的に味の違いを感じることができます。

このように、たとえ基本味が五つしかなくても、ラーメン屋さんが一万軒あれば、一万軒のスープの味の違いを感じとれるのです。もちろんこのほかに、ラーメンの見栄え、麺のコシ、店の評判による味への期待なども関係していると考えられます。

（小川 尚）

35 おいしい水ってどんな水？

水の味に違いがあるのでしょうか？　もちろん、あります。

おいしい水とはどんな水でしょうか。一般には飲みやすい水をさすことが多く、硬度が軟水から硬水の間くらい、つまり一〇ppmから一〇〇ppm程度といわれています。

硬水とは一〇〇ppm以上の硬度、軟水とは五〇ppm以下の硬度の水です。硬度は、水の中に含まれるカルシウムイオンとマグネシウムイオンの量を、これに対応する炭酸カルシウム（石灰）の量に換算したものです。〇・一グラムの炭酸カルシウム相当が一リットルの水に入っていると、一〇〇ppmとなります。

それからpHは中性で、酸素や炭酸ガスがほどよく溶けていることも大事です。水温も、体温より二〇～二五度C低い水、つまり一〇～一五度Cの水がベストといわれています。

そのほか、少し難しい話ですが、水の分子集団が小さい水ほどおいしいともいわれています。

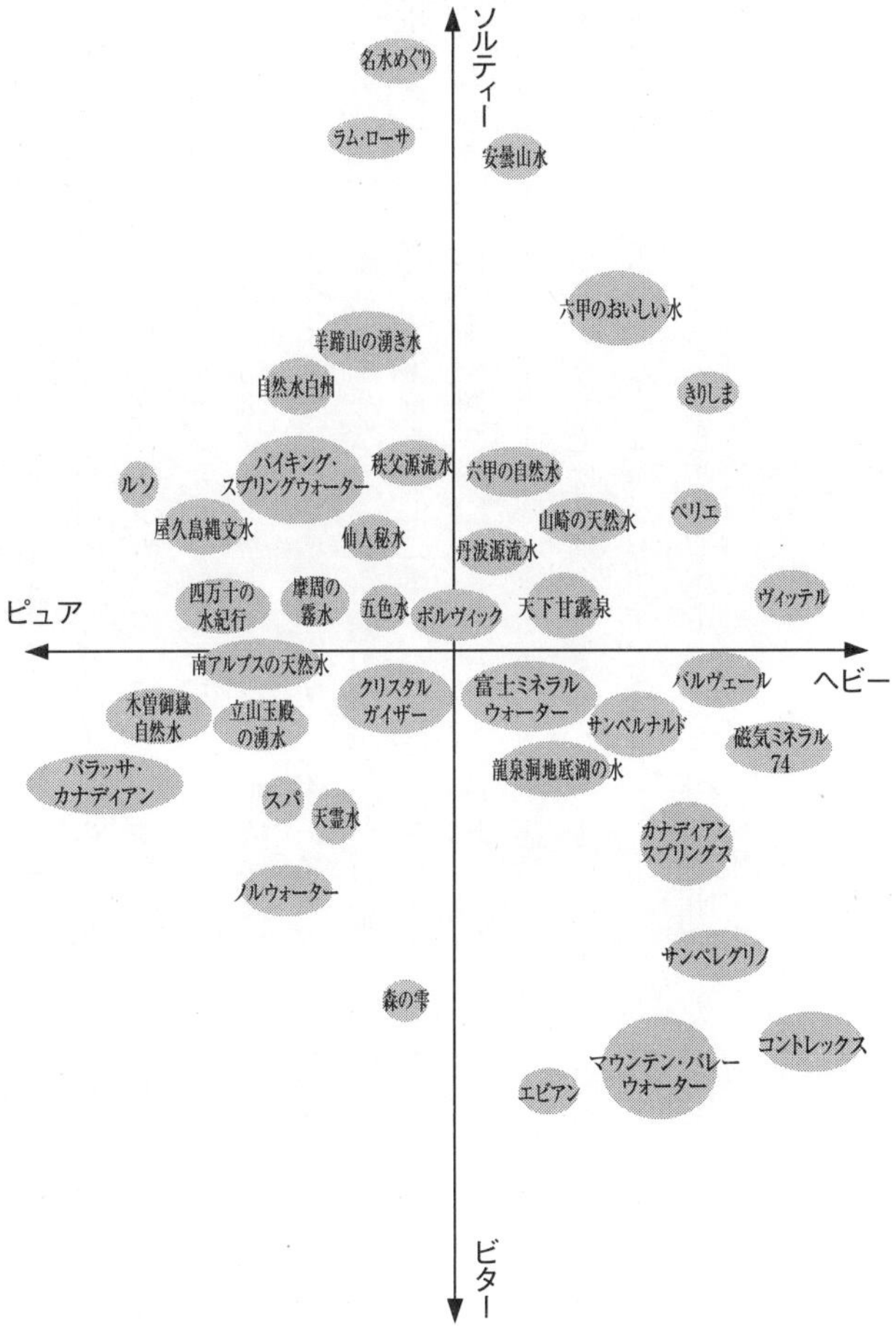

図7　ミネラルウォーターのテイストマップ
味覚センサーでの測定結果による。

水分子は、ご存じのように、水素原子二個と酸素原子一個が結びついたH_2Oで表せます。私たちが「水」というとき、その水はけっして単なるH_2Oの寄せ集めではないのです。水分子は、あるサイズ（五～一〇個）の集団（クラスター）を組んでいっしょに行動するのです。おいしい水とは、そのクラスターのサイズが小さい水です。

ミネラルウォーターを味覚センサーで測ると、硬度が高い、低い、マグネシウムやカルシウムなどのミネラルが多く含まれている、逆にナトリウムイオンなどの塩味成分が多い、といった四通りのカテゴリーに分類することが可能です。それに対応して、ヘビー（重い味）、ピュア（無味）、ビター（苦い）、ソルティー（塩辛い）の軸からなる味の地図（テイストマップ）を得ることができます（前ページ図7）。

これらミネラルウォーターの味利きを試みると、硬度に大きな差のある水では区別がつくのですが、硬度が低い水どうしでは区別ができないのです。要するに、唾液よりミネラル分が少ないようだと、味はもうわからなくなります。

水は私たちの体をつくる源です。もしかしたら、生まれ育ったふるさとの水が、一番おいしいのかもしれません。

（都甲 潔）

むしょうに食べたい！　の謎

欧米への旅行の帰路、醤油味やうま味系の食べ物をむしょうに食べたくなったことはありませんか。旅先では、見慣れぬ食材や料理のオンパレードで、味の予想もつきません。私たちは見たこともない食べ物に対して、「新奇恐怖」とよばれる動物的本能をもっています。わくわくしながら口にはこぶ反面、知らず知らずのうちに警戒し、注意をはらってもいるのです。

このような状態が続くと、やはり、少しでも安心して食べられるもの、つまり子どものころから刷りこまれてきたなじみの味のものを、むしょうに食べたくなるのです。

一方、学校から帰った子どもを観察すると、塩味のポテトチップスを無心にほおばり、チョコレートや飴にはまったく興味を示さないかと思うと、翌日はまったく逆だったりします。

塩味のおやつをおいしそうに食べている子どもに、学校で何があったのか聞いてみると、「運動会の練習で汗びっしょり……」なんていう返事が返ってきます。汗とともに失われた塩分を補給するために、体が塩味を欲しているわけです。

また、激しい運動や肉体労働のあとに、むしょうに甘いものが欲しくなることも、日常よく経験します。これは運動や労働によって失われたエネルギー源を補給するために、体が糖分を欲しているからです。

塩分や糖分にかぎらず、必須アミノ酸、ビタミンなど、体が必要とする栄養素が欠乏すると、私たちはそのような栄養素を含むものをむしょうに欲しくなり、とてもおいしく感じることが知られています。

（鳥居邦夫、二宮くみ子）

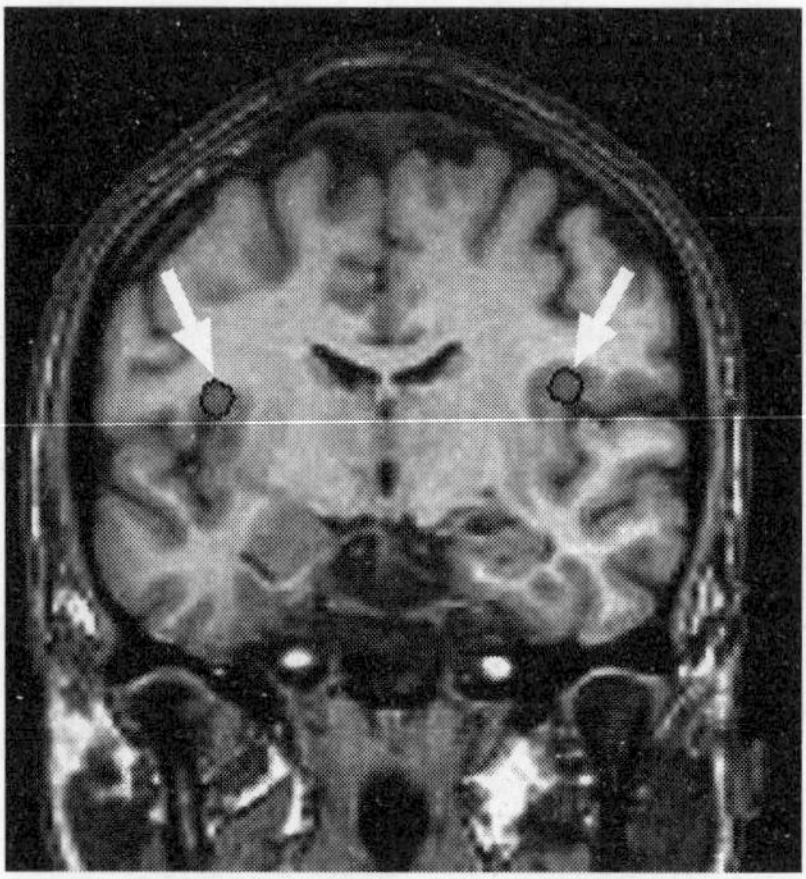

図8　脳磁場計測法によって明らかになった、ヒトの大脳皮質第1次味覚野（矢印で示した◯の部分）
画像は、ヒトの脳を正面から見たときの断面。

ヒトの脳活動をどうやって測るの？

味を感じるメカニズムを知るには、脳の活動を知る必要があります。

ヒトの脳活動を見る試みは1920年代にドイツのハンス・ベルガーによってはじめられました。頭の表面に皿状の電極をつけて、脳の電気的活動をはかる「脳波計測」です。約50年間、脳波だけが健康な人間の脳活動を知る手がかりとして利用されてきました。

1970年代の終わりから、特殊な水（$H_2{}^{15}O$）を注射し、脳活動にともなう血流や糖代謝などの変化を計測する陽電子断層撮影（PET）が実用化されました。1980年代に入ると、頭部に強い磁場をかけて脳活動のようすを見る機能的磁気共鳴断層撮影（fMRI）に大きな発展が見られました。

PETやfMRIは、脳活動が生じた場所で血液量が増える現象を利用しており、活動している場所を特定するのに有効です。

脳の電気的活動で生じる磁場を多チャンネルの超高感度磁気センサーを用いてとらえる脳磁場計測法（MEG）も1990年に実用化されました。この手法を用いると、脳活動が起こっている場所だけでなく、いつその活動が起こっているかという時間の情報も得ることができます。

このように健康な人間をそのままの状態で脳活動を計測する手法を「非侵襲計測法」とよびます。　（小早川 達）

基本解説
4
脳における味の認識

味情報の伝導経路

味細胞で受けとられた化学物質の味の情報は、味覚神経の神経インパルスに変換されて脳に運ばれます。

脳内での味覚伝導経路はラットとサルでよく調べられています。ここではヒトに近いサルで得られている所見を中心に、伝導路の詳細と、最終的に脳がどうやって味覚を感じ、認識するのかを見ていきましょう。

味覚神経は、表3に示すように四本あって、舌や軟口蓋などで受けとった味の情報を延髄の孤束核へ伝えます。味の情報が大脳皮質に到達するまでに、味覚情報の間で相互作用が生じます。

味覚神経の種類	支配部位	伝える味など※
①鼓索神経（顔面神経の枝）	舌前方$\frac{2}{3}$	甘味、塩味、酸味、苦味
②大錐体神経（顔面神経の枝）	軟口蓋	甘味、塩味、酸味、苦味
③舌咽神経	舌後方$\frac{1}{3}$	甘味、塩味、酸味、苦味、（うま味）
④上喉頭神経（迷走神経の枝）	咽・喉頭部	水、のどの渇き

表3 味覚神経の種類と性質

※の部分はラット、ハムスターから得られたデータに基づく（カッコ内はマウスのデータ）。下線をつけてあるものは強い神経応答を生じさせる味。

たとえば、孤束核に苦味の情報と甘味の情報を受けとるニューロン（脳細胞）が存在したとき、苦味と甘味の情報が同時に入ってくるとお互いの情報は抑制しあって情報量が減少してしまうのです。これは苦味と甘味を混合するとお互いの味を弱めあうという現象（一般に混合抑制と言われる現象）と一致します。また、味の組み合わせによっては逆に増強されることもあります。このような味の情報の間での相互作用の結果、対比といわれる現象（項目1参照）が生じるのです。また、味覚神経は、じつは味覚以外の情報も伝えているので、味の情報は口の中の触覚や温度感覚などの影響も受けます。

孤束核の働き

孤束核から大脳皮質第一次味覚野までの経路は動物によって相違があります。ラットでは孤束核から結合腕傍核、次いで視床味覚中継核を経て大脳皮質に到達しますが、サルでは孤束核から視床味覚中継核へ直接到達するのです（図9）。

孤束核は細長い構造をしていて、味覚の情報は前方部に入ります。すなわち、前の方から、舌前方の味覚情報を伝える鼓索神経、軟口蓋の大錐体神経、舌後方の舌咽神経、咽・喉頭部の上喉頭神経の順で終止しています。さらに核の後方部には内臓からの感覚情報が入って来ていますので、内臓から味覚情報に影響が及ぶことも考えられます（90ページ・図5参照）。

孤束核には味の情報を脳幹のいろいろな中枢に分配する働きもあります。その結果、顔面表情変化や唾液、消化液、インスリン分泌といった活動が反射的に生じます。また、孤束核からの情報は食行動の中枢でもある視床下部や、情動や嗜好性に関与する扁桃体へも送られます。

視床から大脳皮質へ

視床味覚中継核は、口腔や顔面の体性感覚を中継する核の一部で、内臓感覚の中継核と隣接しています。したがって、視床味覚中継核とはいいますが、触覚や温度感覚などに反応するニューロンの中に混じって味覚ニューロンが存在するというのが正確です。

視床味覚中継核からの情報は大脳皮質第一次味覚野に送られます。第一次味覚野はサルでは二つあります。一つは外側溝内のG野といわれるところです。もう一つは大脳皮質の表面で口腔の

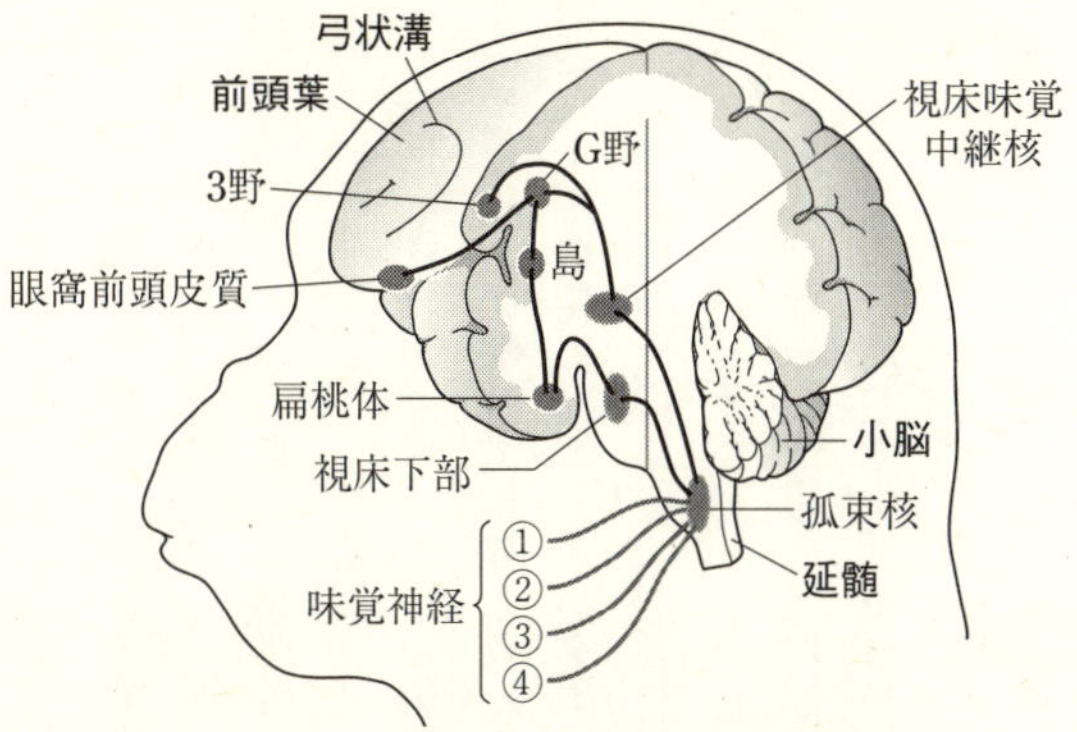

図9　サルの脳における味覚伝導路
味覚神経の①〜④は121ページ・表3の番号に対応している。

体性感覚（触覚など）に関係する第一次体性感覚野（3野）のなかにあります。いずれの味覚野でも味覚ニューロンは体性感覚ニューロンの中に点在していて、味覚と体性感覚の統合が起こりやすい環境にあります。

ヒトにもサルと同様な場所に二つの第一次味覚野があります。外側溝内にあるものはサルと同様にG野とよばれることもあります。これは、118ページの図8に示されている場所です。サルの場合もそうですが、二つの味覚野の機能の違いはよくわかっていません。

味の識別のメカニズム

さて、伝導路の説明が終わったところで、味の感覚のなりたちについて述べてみましょう。

味覚神経から大脳皮質第一次味覚野までの各伝導路におけるサルの味覚ニューロンは、それぞれ基本味刺激のうちの一～二個のみに特異的に応答しますので、どういう味に応じるかによってニューロンに標識をつけることが可能です。したがって、味覚神経から大脳皮質第一次味覚野までの味の識別に関する神経情報は、それぞれのニューロンが伝える情報によって決まると考えられています(標識回線説＝ラベルドライン説)。たとえば、あるニューロンが甘味物質の刺激によく応じる場合、このニューロンを甘味感受性ニューロンと標識し、それが甘味の情報を伝えていると考えるのです。

しかし、ラットやネコでは一個の味覚ニューロンが特定の味刺激に応答することはまれで、多くの場合複数の味刺激に異なった大きさの応答を示します。多くの味覚ニューロンについて味刺激に対する応答の大きさのパターンを調べると、味刺激によってパターンが異なっていることから、味の質は多くのニューロンに生じる応答パターンによって識別されると考えられています(総ニューロン・パターン説＝アクロスニューロンパターン説)。味覚神経は味の情報を伝達し、味覚ニューロンはその情報を処理していますが、どちらも基本味刺激に対する応答パターンが生じるメカニズムは同じです。項目13の甘酸っぱい味の説明は、ラットの味覚神経のデータにもとづいた総ニューロン・パターン説による説明です。

大脳皮質で味が感じられると述べましたが、大まかな基本味の分析は、味の情報が大脳皮質第一次味覚野へ到達するまでにはすでに終わっているといわれています。たとえば、生まれてすぐの赤ちゃんはもちろん、脳性麻痺や水頭症などで大脳に障害がある赤ちゃんでも成人と同じように甘味の刺激には幸せそうな表情をし、酸味には口をすぼめ、苦味には口を大きく開ける反射(味覚顔面反射)が起きます。この反射は生まれつき備わったもので、脳幹にその中枢があります。

先に述べた大脳皮質第一次味覚野は味の感覚の最高中枢で、基本的な味の情報（味の質や強さなど）を分析すると考えられています。大脳皮質第一次味覚野からは扁桃体や眼窩前頭皮質に情報が送られます。

扁桃体や眼窩前頭皮質など高次の領野では、味が生体にとって重要かどうかの評価、嗜好性の判断や学習、嗅覚や内臓感覚との統合などがおこなわれると考えられています。そのうち、眼窩前頭皮質は味覚と嗅覚の統合が起こることがわかっている場所のひとつです。ここにはさらに口腔内の触覚や、視覚あるいは聴覚の情報が送られてくるので、食べ物の色や形、におい、舌触り(テクスチャー)、食べ物を噛んだときの音などがここで味と統合されると考えられています。

また、視床下部にある食欲中枢から送られる空腹や満腹に関する情報が、味の情報に影響を与えます。満腹のときに食べ物がおいしくなくなることを日常的に経験しますが、それを裏づける現象が眼窩前頭皮質で起こっているのです。

食べ物の味の記憶

私たちはある食べ物を口にしたとき、たとえば、「これはリンゴの味だ」とか「ミカンの味だ」とほぼ瞬時にしてわかります。このように、ある味がリンゴの味か、あるいはミカンの味かといった味の認識は、感覚と過去の記憶との照合がより高次の大脳皮質味覚野でおこなわれて起こると考えられています。食べ物の味の記憶痕跡（エングラム）が眼窩前頭皮質に保持されているのか、まだ見つかっていない別の領野にあるのかはわかっていません。さらに、食べ物の味の記憶がどのように貯蔵されているのかもよくわかっていません。

高次の視覚野では特定の（たとえば、おばあさんの）顔に反応するニューロン（おばあさんニューロン）群があることがわかっています。同様に高次味覚野でもリンゴの味とかミカンの味など過去に経験した食べ物の味だけに反応するニューロンが存在する可能性があります。食べ物の味の認識機構は、今後の重要な研究課題です。

（小川 尚）

Ⅳ

味と口腔感覚

——温度、食感、咀嚼

36 辛いものを食べたあとに熱いお茶を飲むと、さらに辛くなるのはなぜ？

タイ料理や韓国料理などの激辛料理ブームが続いています。このような激辛料理をついつい夢中になって食べすぎ、気がついたら口の中が火事になっていて、あわてて熱いお茶を飲んだらますます大火事になってしまった、という経験をした人も多いでしょう。お茶で口をすすいだつもりなのに、辛さが増してくるのはどうしてなのでしょう？

じつは、トウガラシの辛味成分、カプサイシンという化学物質がそのカギを握っているようです。ここでは、カプサイシンをキーワードに話を進めていきます。

項目20で述べたように、カプサイシンの辛さは生理学的な意味での味覚には含まれません。その理由は、カプサイシンが、味細胞ではなく舌や粘膜に分布する三叉神経の自由神経終末を刺激するからです。カプサイシンは、この自由神経終末にあるバニロイド受容体に結合します。

カプサイシンの結合によってバニロイド受容体が活性化されると、三叉神経の細胞膜ではカルシウムイオンなどの陽イオンを通すチャネルが開き、神経の興奮が起こります。

面白いことに、温熱刺激（たとえば二二度Cから四八度Cへ上げる）を舌に与えると、バニロイド受容体はカプサイシンを与えた場合と同様に活性化されます。

つまり、温熱刺激とカプサイシンは受容体を共有するのです。

もう、ここまでで、疑問を解く鍵は与えられましたね。つまり、カプサイシンによって、ある程度温熱覚や痛覚が生じている状態で、さらに温熱覚や痛覚を引き起こすような熱いお茶を与えられると、ますます熱く、ますます痛くなることは明白でしょう。実際に、いろいろな温度の水にカプサイシンを溶かして、その辛さを評定させるという研究では、温度の高い水に溶かしたほうが、より強い辛さ（痛さ）が報告されるということが実証されています。

また、キニーネ溶液（苦味溶液）で口をゆすぐと、辛さがより長く持続するという報告もあります。

では、「口の中が火事だ！」というときには、どんなものを飲めば辛さを効果的に抑えることができるのでしょうか？　これについての研究によれば、単純に冷たい水でも辛さを抑える効果はありますが、ショ糖溶液などの甘味溶液や、クエン酸溶液などの酸味溶液で口をゆすぐと、カプサイシンの辛さを早く弱めることができる、ということです。つまり、冷たくて甘酸っぱいレモネードやヨーグルトドリンクなどが効果的ということですね。

（坂井信之、長井孝紀）

37

冷たいと甘味をあまり感じないのに、ぬるいとなぜ強く感じるの？

冷え冷えのときはおいしかったジュースが、ぬるくなると甘ったるくてまずく感じたり、溶けたアイスクリームを食べて「こんなに甘かったんだ」とあらためて感じたことはありませんか？

多くの官能評価法による報告では、どの基本味も、体温付近の温度で最も強く感じるとされています。これはなぜなのでしょうか？

アメリカのグリーンとフランクマンは、被験者に高温もしくは低温の蒸留水を口に含んでもらい、さまざまな口腔内温度をつくり出したあと、いろいろな味溶液の強さをどう感じるかを調べました。その結果、やはり舌の温度が体温付近であるときに、最も強く味を感じることを発見しました。

さらに、近年、アメリカのクルーズとグリーンは、サーモードとよばれる温度を自由に変換できる小型チップを被験者の舌に接触させ、その温度を変化させることによってどのような感覚を生じるかを調査しました。その結果、舌にあてているのはこのサーモードだけで、味の刺激を何ら与えていないにもかかわらず、被験者の多くは「味がする」と答えました。しかも、二〇度Cから三〇度Cに温度を上げた場合は「甘い」と答える人が最も多く、逆に三五度Cから五度Cに温度を下げた場合には「酸味や塩味がする」と答える人が最も多かったのです。

これらの結果は、味と温度の関係において、その溶液自体の温度よりもむしろ、それを感受する舌の側の温度がどうなっているかのほうが重要であることを示しているようです。

以上を念頭において考えると、温度と味の関係には、いくつかの仮説が考えられそうです。

一つは、味覚の受容機構に温度が重要な働きをするという考え方です。味覚の受容は、味細胞内での化学反応が引き金となります。これらの化学反応は一般的な酵素反応と同じなので、体温付近の温度で最もよく反応が進むようにできており、体温付近の温度で最も味を強く感じるのだと考えることができます。この考え方では、あまり複雑な化学反応を必要としない塩味の強さが、溶液温度が変化してもさほど変わらないのに対して、かなり複雑な化学反応が必要な甘味は、温度変化の影響を受けやすいことも説明がつきそうです。

もう一つは、舌に温度刺激だけを与えても味を感じることから、味覚の受容体や支配神経が温度の情報をも味として伝えているという考え方です。

おそらくはこれらの両者の機構が複雑に作用しあって、味と温度の両方の情報を伝えているのだと思われます。

（硲　哲崇）

38 冷えた味噌汁はなぜまずい?

食べ物や飲み物には一番おいしく味わえる適温があります。一般に味覚感受性は体温に近いときが最も高いのですが、なぜか、体温からプラスマイナス二五度Cくらい違うものを快いと感じるようです。味噌汁の場合は六〇~七〇度Cとされています。

それでは、冷えた味噌汁と温かい味噌汁で何が違うか、考えてみましょう。

味噌汁の味の主要成分は食塩と、グルタミン酸などのうま味です。食塩に対する味細胞の受容体はイオンチャネルで、グルタミン酸に対する受容体はタンパク質です。さらに、イオンチャネル型受容体は温度変化の影響を受けにくいのに対し、タンパク質型の受容体は体温付近で最も感受性が高いという性質があります。

ということは、温かい味噌汁で適度であったうま味は温度が下がるにつれて弱くなっていくのに対し、塩味はあまり変わらないことになります。つまり、冷えた味噌汁は塩味ばかりが浮き立って味のバランスがくずれ、「コク」や「まろやかさ」がなくなります。

また、熱いくらい温かい味噌汁は、飲みこめる温度になるまで口中に保持され、舌の上でころがされるので、いろいろな部位の味蕾を刺激し、複雑な味を引き起こします。

香りも重要です。温かい味噌汁からは揮発性の香気成分が大量に発散し、遠くからでも嗅覚を刺激し食欲を起こします。味噌汁は湯気の立っているお椀から直接吸いこむので、広い蒸発面積から発生する香気成分を大量に吸うことができます。フーッと吹いてから、かえりの息で吸うのも、大量の香気成分を取りこむのに有効です。

口腔に充満した香気成分は嚥下《えんげ》とともにのどから鼻腔に逆流し、味と一体となって風味として感じられますが、それがおいしさにとって重要なのです。冷えた味噌汁からは香気成分が発散しにくいうえに、すでに多くが揮発してなくなっています。

さらに、味噌汁は微小な粒子が分散したコロイド溶液で、その舌触りもおいしさに寄与します。冷えると粒子は沈殿してしまい、かき混ぜたとしても、具は色褪せ、崩れ、味、香り、歯触り、舌触りのすべてがそこなわれます。

そしてもちろん、内臓を含めて全身に伝わる温度感覚の快感そのものが重要です。

ちなみに、味噌汁が冷えると、温度が下がるのはもちろんですが、その水分量も変化します。できたての味噌汁をお椀によそい、室温になるまで放置すると、水分が蒸発して六～七％重量が減ります。したがって、味成分の濃度が高くなってしまいますので、味噌汁を温め直すときには水を足す必要があります。


（山口静子）

39

八〇度Cのお風呂には入れないのに、八〇度Cのお茶が飲めるのはなぜ?

お風呂の温度の適温は三九~四三度Cくらいで、それを越えると急に熱く感じ、五〇度Cのお風呂につかることは、まずできません。でも、いれたてのお茶やコーヒーなどは八〇度C以上はありそうです。皮膚と口の中では、温度の感じ方にどのような違いがあるのでしょうか。

皮膚や口腔粘膜で温度を感じる場所を「温点」といいますが、ここは脳につながっている神経の末端が存在する場所です。私たちが熱いと感じるのはこの温点に熱いお湯が接触し、熱さの情報を脳に伝えるからです。

ですから、温点が存在しない場所にいくら熱いお湯を接触させても、そもそも伝える神経がないので、熱さを感じません。それをふまえて体表面に存在する温点の密度を調べてみますと、顔面や手指の皮膚には一平方センチメートルあたり一~四個程度存在しますが、口腔内では一平方センチメートルあたり一つあるかないかといったところです。

その結果、口腔では皮膚よりも温度を感じにくいことになりますが、それに加えて実際の食事の際には、ふうふう吹いたり、唾液と混ぜ合わせたり、咀嚼運動によって食品を特定の粘膜部位にのみ触れさせるのを避けたりしますので、飲み込むときには食品の温度は六〇度Cくらいまで下がっており、より熱さを感じにくくなっているのです。

さて、それではどうして皮膚にくらべて口腔内には温点が少ないのかというと、発生学的に口腔は消化管の一部であり、消化管全体として温点が少ないということによると考えられます。実際に、食道以降の消化管には温点はまったく存在しませんから〝のど元過ぎれば熱さを忘れる〟という格言が成立するのです。

ただ気をつけなければならないのは、熱く感じないからヤケドをしないわけではなく、熱さを感じなくても口腔粘膜にヤケドは起こるということです。ただし、体表皮膚にくらべてヤケドの治癒が早いので、さほど気にならないのです。

アジアのある地域では、リバーススモーキングといって、煙草の火のついたほうを口腔内に入れて吸う習慣があります。これも温点が少ないからできる技ですが、実際にはヤケドを起こしており、リバーススモーキングを習慣的におこなっている人に、ヤケドが原因と見られる口腔ガンの発生率が高いという報告もあります。

熱く感じないからといって、ヤケドを覚悟でひたすら熱いお茶や食べ物をとるのは考えものということです。

（硲　哲崇）

40 ハッカやミントはなぜスーッとする？

ハッカやミントを食べると、スーッとした感覚（冷感）が引き起こされます。ハッカやミントの中にメントールとよばれる物質が含まれているからです。メントールを一番感じやすい体の部位は、目と鼻腔です。次に感じやすいのは、舌を含む口腔内です。また、脇の下や胸、あるいは腕など、体のさまざまなところでも、感度は鈍いながら、メントールを冷たいと感じています。

どうしてメントールが冷感を引き起こすのか、科学的に明らかにされたのは今から五〇年ほど前のことです。スウェーデンの生理学者が、口腔内で低温を感じる神経にメントールを与えると、温度を下げたときと同じような応答が生ずることを示しました。メントールが引き起こす冷感は、脳の中の複雑な情報処理の結果として認識される感覚ではなく、低温感受性の神経をメントールが直接興奮させることにより生ずる感覚だったのです。

最近、そのような神経の末端に低温に応じるタンパク質（冷感受容体）が見つかりました。冷感受容体にメントールを作用させると、温度を下げたときと同じような応答を示したのです。このようなことから、冷感情報を伝える神経線維に存在する冷感受容体は温度変化とメントールの両方の刺激を受けとっていることが明らかになりました。

なお、面白いことに冷感を引き起こすこの受容体の構造は、カプサイシンや温熱刺激に反応して逆の感覚である温熱感を引き起こすバニロイド受容体の構造と、非常によく似ています。

ハッカが入ったお菓子を食べたあとに、冷えた水を口に含むと、いつもより冷たく感じます。これは、メントールが冷感受容体に結合すると、冷感受容体が低温刺激に対して敏感になるためです。ただし、ハッカが入った水自体は、ハッカの入っていない水よりは冷たく感じますが、ハッカをなめたあとに感じる冷感の増強ほど顕著ではありません。

それでは、温感に対するハッカの作用はどうでしょう。ハッカをなめたあとに温かい水を口に含むと、予想通り、水をあまり温かく感じません。しかしながら、ハッカを含んだ温かい水自体は、ハッカを含まない同じ温度の水とくらべると、より温かく感じます。このように、ハッカの温感に対する作用は複雑です。

ハッカは冷感を引き起こしますが、すでに述べたように、トウガラシは逆に温感を引き起こします。不思議なことに、ハッカをなめたあとにトウガラシをなめると、辛味をより強く感じます。どうしてこのような現象が生ずるのかは、今のところ説明できません。しかし、辛いものが苦手な人は、ハッカが入った食べ物や飲み物をとったあとに辛いものを食べるのは、控えたほうがいいでしょう。

（柏柳 誠、長井孝紀）

基本解説 5

温度センサーと味の感覚

舌では、味覚のほかに、痛覚、触覚、圧覚、さらには、温度感覚（温覚、冷覚）を感じることができます。ここでは、味覚と温度感覚の関係について説明しましょう。

温度の受容と伝達のしくみ

味覚は、体の中でも舌や軟口蓋などの一部でしか感じない感覚です。これに対して温度は、口腔内のみならず皮膚の表面でも感じることができる感覚です。一般に、味覚のように体の特定部位にしか受容機構をもたない感覚を特殊感覚、温度のように体の表面ならどこでも感じることができる感覚を体性感覚とよびます。

基本解説1にも述べられているように、味覚は、味細胞に味物質が作用することによって起こる化学反応が起点となって、その情報が脳に伝わります。これに対して温度感覚の場合は、味細胞のような特別な細胞を必要としません。温度刺激は皮下にある神経の末端（自由神経終末といいます）に直接作用することで引き起こされると考えられています。

温度変化に特異的に応答する神経線維には、四〇～四五度Cで最もよく反応する温線維と、二五～三〇度Cで最もよく反応する冷線維が存在します。つまりこれらの神経は、体温近くの温度である三〇～四〇度Cの温度にはほとんど反応しないため、私たちは通常、体温付近の温度には熱いとも冷たいとも感じないのです。この温度領域を無感帯とよびます。

では、四五度C以上の高温や二五度C以下の低温では何も感じないかというとそうではなく、これらの温度では、痛覚としての情報を伝える侵害受容神経が興奮することになります。

この侵害受容神経には、単純に強い圧迫や機械的刺激に反応する機械的侵害受容線維とよばれる神経と、温熱や化学的刺激にも反応するポリモーダル侵害受容神経とよばれる神経の二種類が存在します。超高温や超低温では、後者のポリモーダル侵害受容神経が情報を伝え、私たちは「痛い」と感じることになります。

温度感覚と味覚の相互作用

ところで、舌において温度感覚と味覚は、相互に、かなり複雑に関係していることが示唆されています。

たとえばハンガリー生まれのフォン・ベケシーは、一九六〇年代にヒトの舌に温度および味刺激をおこない相互の干渉を調べることによって、温度と味覚の関係を分類しようと試みました。その結果、彼は、温度と味覚の情報は温覚、苦味、甘味を伝える群と、冷覚、塩味、酸味を伝える群の二群あると報告しました。

近年の科学の進歩とともに、舌の局所に温度刺激だけを与える技術が発達しました。項目37でも述べたように、二〇〇〇年、アメリカのクルーズとグリーンは温度を変化させることができる小型チップを舌の上にのせて、その変化によりどんな味を感じるかを調査しました。その結果、多くの被験者は、温度を上げていくと甘味を、下げていくと酸味や塩味を感じると答えました。

また、動物実験も、古くからおこなわれています。熊本大学の小川尚教授らは、ハムスターやサルの味覚神経のうち、甘味によく反応する神経は、四〇度Cの温かいお湯にも反応することを示しており、味覚情報を伝える神経そのものにも、温度情報を伝える能力があることを明らかにしています。

このように書いていくと、舌では味と温度はいっしょに伝わり、違いを判断できないように思われるかもしれません。しかしながら、近年の筆者らの研究では、四〇度Cの蒸留水を嫌うようにされたラットが、とくに甘い溶液を嫌うことはないこと、味覚神経が切断されたラットでも、特定の温度の溶液を選択的に嫌うようにできることを見出しており、行動レベルでは、かなり明確に味と温度を区別する能力のあることがわかってきています。

（硲　哲崇）

41 数の子やポテトチップスのプチプチ、パリパリの音もおいしさに関係する?

私たちは食べ物を味わうとき、五感を総動員しています。当然、口の中で食べ物を嚙みくだく音も判断の基準となります。その場合、咀嚼音は、いったん口から外へ出て耳に届く空気振動波と、歯や顎骨の振動が側頭骨を通りじかに内耳にとどく骨振動波の両方からなっていることに注意する必要があります。また、自分が実際に嚙む場合に加えて、ほかの人が嚙む音を聞いて「おいしそうだな」と判断することもよくあります。

欧米では、crispやcrunchyといった、咀嚼音に関連した用語を対象として、音と「おいしさ」あるいは食べ物の性質との関連を探る研究が、古くからおこなわれてきました。crispはフランスパンの皮の部分、パイ、ポテトチップスなどのパリッと割れる感じを表す言葉です。crunchyは水分の多い組織、たとえばニンジンやリンゴを咀嚼したときに出る音を表す言葉です。

ある研究では、被験者の口の前にマイクを置いて、さまざまなブランドのポテトチップスを咀嚼してもらいました。その際、少々湿気をもたせたものなども使いました。マイクで集めた音をオシロスコープに表し、その波形を、ピークの高さや数、持続時間などの要素に分けて解析し、音からcrispを判断しました。食品によって差はありますが、この実験の場合、ピークの高さや数が大きいほど、持続時間は短いほど、crispと判断されました。一方、被験者には、咀嚼した場合にどの程度crisp感があったか、口腔内の感覚で同時に判断してもらいました。また、それぞれのポテトチップスについて、物性測定器を使って、一定の速度で押しつぶす際の割れ方（どのくらいの力、どの程度の変形で割れるかなど）も測定しました。

咀嚼音から判断したcrispは、その人が口腔内で感じたcrispと非常によく一致していました。また、おもしろいことに、湿気を含むポテトチップスは、当然物性測定器でもパリッとは割れませんでしたが、これらのサンプルは音でも口腔感覚でもcrisp感がないと判断されました。

現在では、音の分析はさらに精密におこなわれていて、咀嚼音を持続時間、周波数、強さなどさまざまな要素に分類して表すことができます。また、被験者の口の前で音を収集するだけでなく、耳のうしろの骨の部分にマイクをはりつけるなどして、骨振動波を測定する試みもおこなわれています。その結果、ポテトチップスのような食品は咀嚼すると五キロヘルツ以上の高いピッチの空気振動波を、また生のニンジンは二キロヘルツ程度の空気振動波を出すこと、サクサクしたビスケットはピッチの高くない骨振動波で特徴づけられることがわかりました。これらの音の成分が、それぞれの食品のもつ食感をよく表す指標となっているのでしょう。（松村康生）

42

麺類の「コシ」って何？

うどんやパスタのおいしさの決め手は、豊かな小麦の風味と、コシのある食感です。麺は、小麦粉に塩水を加えてよくこねたあとに寝かせ、伸ばして切ったり穴から出したりして成型します。じつはこのつくり方の中に、コシを左右する麺打ち名人のこつが含まれているのです。

コシは、小麦にしか存在しないグルテンという物質によるものです。グルテンはグリアジンとグルテニンというタンパク質が複雑にからみ合った混合物です。水と混ぜることで、グリアジンは弾力は弱いが流動性のあるシロップのような粘着性の高い性質に、一方グルテニンは、ゴム状で弾力性に富んでいるが伸びにくい性質になります。性質の異なる二つのタンパク質が水を仲立ちにしてからみ合い、小麦粉特有の弾力性と粘着性をもち合わせたグルテンになるのです。

ですから、コシの強い麺をつくるには、グルテンを充分形成させればいいわけです。それには、①適切な量の水で、②小麦粉をよくこねること、③時間を置くことです。

まず、つなぎの役目をする水が足らないとグルテンが形成されません。そして、こねることによって複雑にしっかりとからみ合った網目状のグルテンになります。こねると多少温度が上がりますが、それもグルテンをできやすくする条件です。さらに、二つのタンパク質が水を仲立ちに

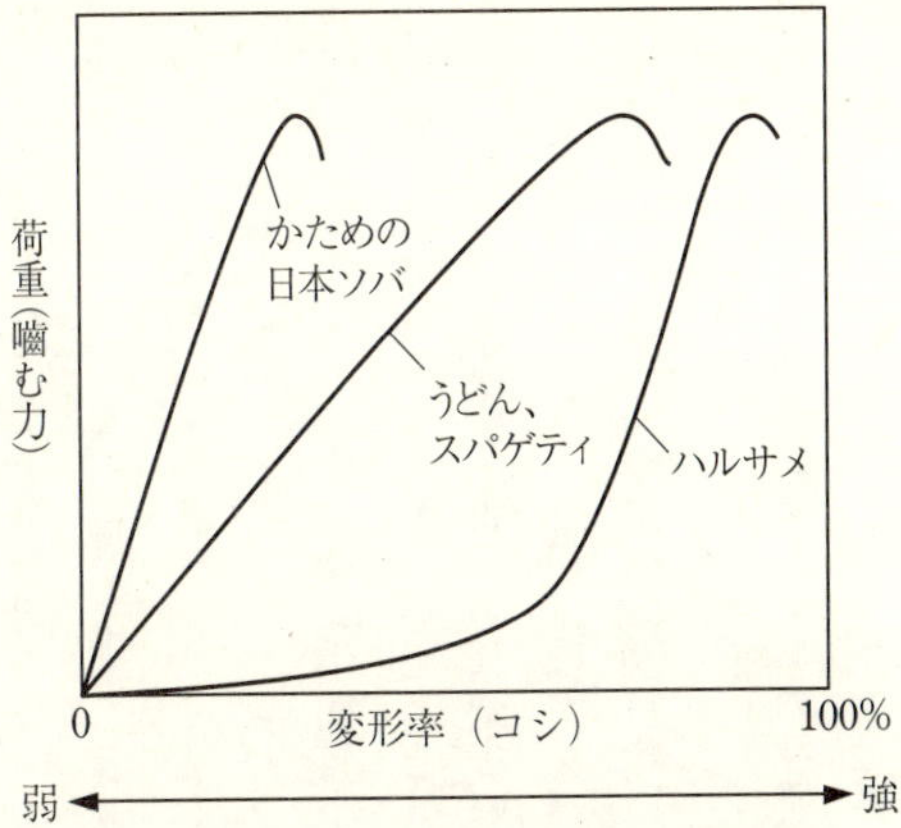

図10　テキソグラフによる物性測定図

テキソグラフは物性を測定する機器。サンプルを押さえている力（荷重）と、どのくらい押さえられているか（変形）を測定することで、実際に食べなくても「コシが強い」「コシが弱い」がわかる。図は同じ硬さのサンプルをとりあげたモデルデータ。コシの強さは、曲線の形ではなく、ピークの位置で判別する。

どんどんくっついてグルテン量が増えるためにも、できたグルテンが安定化するにも時間が必要です（くっついているところがはずれて、適切なところとくっつき直したりします）。

うどんをつくるときに寝かすのは、このためなのです。ただ、手打ち麺で一晩も置くのはグルテン形成よりも水分を均一にするのが主な目的です。

そのほか、食塩はタンパク質どうしの結合に影響して、グルテン組織を強力にして粘りを出させます。中華麺に使う「かん水」は、炭酸ナトリウムなどを溶かしたアルカリ性の水溶液で、これを加えると、グルテンの「伸び」がよくなります。さらに、温度が低すぎるとグルテンができにくく、反対に高すぎるとグルテンを包み込んでいるデンプンが軟らかくなるので、理想は三四〜三五度Cくらいです。名人はこねているときに、手でこの温度を感じているわけです。こうしてできたグルテンを切らないよう「大切に、大切に」あつかう意味で、一定方向に伸ばして切ったり（うどん）、押し出す（パスタ）ことによって成型します。

さて、小麦粉は、グルテンのもとになるタンパク質の含量によって、三種類に分類されています。強力粉（硬質小麦）は、タンパク質含量が多く、質的にも弾力性に富むので、パン、餃子の皮、パスタ用です。中力粉（中間質小麦）は、伸びはいいのですが引っぱり強度が低く、うどん用です。強力粉だとかたすぎるうどんになります。薄力粉（軟質小麦）は、タンパク質含量が少なく、引っぱり強度が弱く切れやすいので、菓子、天ぷら用です。

ところで、じつは小麦粉にはタンパク質の何倍もデンプンが含まれています。グルテンは二種類のタンパク質がくっついて網目状になり、デンプンの中に骨組みをつくってコシを出しているのです。これをゆでると、骨組みとしてのグルテンは固まり、デンプンは糊のようになって粘りが出て、コシのある（グルテンの性質）、もちもちとした（デンプンの性質）麵ができます。

しかし、ゆですぎるとデンプンは外に流れ出し、また、グルテンの網目の中に残ったデンプンは膨張して、デンプンの性質がグルテンの性質に勝ち、コシがなくなってしまいます。

（林 由佳子、森 友彦）

「しける」とは？

せんべいなどのパリッとした感覚は、「ガラス状態」とよばれる、食品の物理的状態と密接な関連をもつことが、最近の研究から明らかになりました。

ガラス状態では、食品を構成する分子がテンデンバラバラの方向を向きながらそのまま動きが止まり、全体としてこわれやすい固体となっているのです（分子が規則正しく並んで固体になると、結晶とよばれます）。砂糖の例でいうと、液体がシロップ、結晶が粉砂糖、そしてガラス状態にあたるのがベッコウアメです。

このほかに「ガラス食品」（含まれる分子の全部ではなくても、その大部分がガラス状態にあるような食品）として、綿アメ、キャンディ、クッキー、ポテトチップス、天ぷらの衣などがあります。「ガラス食品」の、固体でありながらこわれやすい独特な性質が、「パリッと」「カリッと」「サクッと」などの食感として表現されてきたのです。

ところで、ガラス状態は、水分含有量や温度の変化に影響を受けます。水分含有量や温度が上がると、ガラス状態で動きの制限されていた分子が、動きはじめます。そして全体として固体であったものが、べっとりとした流動体に変化してゆきます。この現象が「しける」です。綿アメやキャンディが、ベタベタしてくるのを思い出してください。そして、これを「ラバー状態」といいます。

（松村康生）

基本解説 6

擬音語による食感表現

食感における擬音語とは?

「せんべいをパリパリ音を立てて食べる」「このクッキーのサクサクとした食感がたまらない」など、ものを食べたときの感覚やおいしさには、よく音による表現が使われます。

日本語には、食感を記述するのに「擬音語」がたくさん使われるという特徴があります。英語にもそのような表現はなくもないのですが、日本語のように擬音語を食感表現に多用することはありません。むしろ「○○のような」といった比喩的な表現が多く使われます(oilyなど)。また、食べ物以外のものの材質や特性を示す抽象的な形容詞もよく使われます。hardやelasticといった言葉は、食感を表現するのにも使われますが、工業材料などの性質を表す言葉として定着

擬音語	代表的食品	備考（その他の表現など）
カリカリ	かりんとう、せんべい、揚げ物や焼き肉の表面	crisp
クチャクチャ	ガム	
グニャグニャ	こんにゃく	
コリコリ	たくあん、なまこ	crunchy
サクサク(1)	クッキー、天ぷらの衣	short、反対表現「しけてる」
サクサク(2)	リンゴ、スイカ	水分のある組織の咀嚼音を表す場合もある
ザラザラ	粉っぽいお菓子(らくがんやおこし)	coarse
シコシコ	うどん、その他の麺	「コシ」がある
シャキシャキ	キャベツなどの葉っぱ野菜	crisp
シャリシャリ	スイカ、シャーベット	
ツルツル	うどん、そうめん、中華麺、スパゲティ	
ツルン（ツルリン）	ゼリー様デザート、プリン、豆腐	「つるり」とした様子やのどごしを表す、冷たさ
トロトロ（トロリ）	ジャム、シロップ、はちみつ、スープ	煮詰まった様子、濃厚で油のような粘性、温かさ
ニチャニチャ	キャラメル	sticky（歯につく感じ）
ヌルヌル	もずくなどの(海)藻類、納豆	slippery
ネバネバ	納豆、水飴	sticky（見た目の粘つき）
パサパサ	パン、米飯	乾燥が進んだ状態
バリバリ	固いせんべいや野菜	crunchy
パリパリ（パリッ）	ポテトチップス、せんべい、フランスパンの皮	crisp
フワフワ	カステラ、シュー、ケーキ	fluffy
プリプリ（ブリブリ）	ソーセージ、蒲鉾、刺身	固くて弾力性のある食感、firm, elastic
ホクホク	かぼちゃ、いも	ふっくらと調理された食感、温かさ
ボリボリ	ニンジン、乾燥した豆	crunchy

表4 食感の擬音語・擬態語一覧

しています。

日本語に擬音語が多い理由

ところで、日本語において、擬音語それもとりわけパリパリ、カリカリなどの副詞句による表現が多いのは、なぜなのでしょうか？　おそらく、日本人が古来食べてきたものが多様であったことが、一つの理由でしょう。海の幸、山の幸とよばれるさまざまな食材があるうえ、調理法も多彩で、同じ食材でも料理によってまったく違う食感がつくり出されます。そのような微妙な食感の違いを楽しむ感性を日本人は育ててきました。

さらに明治以降になると、新しい素材、調理法が積極的にとり入れられ、それまでに経験したことのない食感にも親しむようになりました。これだけの多様な食感を表現するのに、抽象的な言葉での表現ではとても間に合わず、その食べ物を食べたときに発せられる音をまねて表現するという方法が採用されてきたのでしょう。もちろん、日本語の構造が、どんどん新しい副詞句や形容詞句をつけ加えるのに適したものであることも大きいと考えられます。さらに、日本人が森羅万象を記述するのに抽象的な表現をあまり使わず、たとえば風が「ひゅうひゅう」吹く、雨が「しとしと」降るなどの擬音語や擬態語を駆使してきたという傾向も見逃せません。

擬音語による食感表現の効用

理由はどうであれ、擬音語による表現が食感をイメージするのにたいへんな効用をもっていることは事実と思われます。擬音語を用いることによって、ある食べ物の食感に対するイメージを、共通のものとして鮮明に焼きつけることができます。たとえば、天ぷらの衣が「サクッとしておいしいよ」と聞かされれば、実際に自分がそれを口にしていなくても、その店の天ぷらの食感、おいしさを思い浮かべることができます。つまり、擬音による表現は、日本人の食感表現のスタンダードをつくっているといっても過言ではありません。

149ページに、食感を表現するのによく使用される擬音と代表的な食品を集めて表にしてみました。備考として、可能なかぎり、対応する英語や副詞句以外での食感表現なども載せてあります。擬音語による食感表現の多様さを味わってください。

（松村康生）

43 よく噛んだほうが食べ物はおいしくなる?

よく噛むこと、つまり「咀嚼」は、食べ物を前歯で噛み切ったあとに、奥歯ですりつぶして細かくするだけではありません。食べ物を味わうという大切な作業も含まれています。

たとえば、ご飯をよく噛んで食べると、唾液中の消化酵素が働いてデンプンが麦芽糖に分解され、甘さが出ておいしく感じます。

スルメは〝噛めば噛むほどうまい〟といわれますが、弾力があるため、食べるときに自然と何度も噛みしめるので、含まれるうま味成分（グルタミン酸）を長く味わうことができるのです。

また、ゴマの表面はヒトの消化酵素で消化されない非常にかたいセルロースでおおわれていますから、よく噛んで表面を破らないと、成分を吸収することも、風味を味わうこともできません。

ちなみに、ゴマはカルシウムを豊富に含むほか、油脂成分の中に、悪玉コレステロールの吸収を抑えて排泄を促進する作用や、肝臓の機能を高める作用があり、インドでは「万能薬」、中国では「不老長寿の秘薬」ともいわれています。

このように、食べ物をよく噛むことは、食材に特有の味を味わったり、さまざまな栄養成分をうまくとり入れることと深く関わっているといえそうです。

口の中で味を感じる場所は、その内部に味細胞を含む味蕾です。ここから、さまざまな味の情報が神経を通って脳に伝えられます。

味蕾は、舌に五〇〇〇個くらい、舌以外の上あごなどに二五〇〇個くらいあります。舌で、味蕾が多く存在するのは後方部で、舌の味蕾の約七〇%があります。そして、そのうち半分近くが、奥歯の横あたりにあります。

食べ物は、咀嚼されるとその成分が唾液や水に溶けて、分子やイオンの形で味細胞表面膜の受容体に結合します。ただし、デンプンやタンパク質のようにあまりに分子が大きすぎると受容体に結合できませんので味がしません。

つまり、奥歯でよく噛み、唾液としっかり混ぜ合わせてはじめて、奥歯近くに存在する多くの味蕾を刺激して味がよく感じられることになります。

食べ物をよく噛むことによって、食材のもつ特有の味をうまく味わうことができるわけですから、一般的にはよく噛んだほうがおいしいといえるでしょう。もちろん、おもむろにすすりこむのをよしとする、ソバのような例外もあるでしょうが。

（野首孝祠、古谷暢子）

44

入れ歯だと、食べ物がおいしく味わえない？

入れ歯を入れたときの、味覚に対する影響を調べた基礎的な実験データがあります。それによると、歯がある人の上あご全体に総入れ歯のような薄い板状の装置をはりつけると、つけた直後はたしかに味がわかりにくくなるのですが、二週間ほどすると回復して、おいしく感じられるようになります。違和感に慣れてきたためだと考えられます。

しかし、実際に入れ歯を入れた人では、二週間以上たっても食べ物がおいしくないという感覚が続くことがたしかにあります。これは、おいしく味わうということが、単に味覚だけではなく、食べ物の香り、温かさ、形、かたさなどに対するさまざまな感覚が混ざり合った結果として認識されるからです。「味わう」という、複合的かつバランスのとれた感覚のしくみを、入れ歯が少なからず邪魔していることが、食べ物がおいしくないという訴えの生じる大きな原因といえます。

食べ物を咀嚼することによって、口の中に広がる香り、食べ物の温度や形、噛み心地や歯触りなどの感覚が、舌をはじめ、歯やその周辺の組織から得られます。しかし、歯がなくなると噛み心地や歯触りなどの感覚が減少し、入れ歯が上あごや歯ぐきなどをおおうと、食べ物に対する温度感覚や触感が弱まってしまいます。

また、総入れ歯のように幅広い装置をはじめて入れた直後は、その入れ歯によって舌の動きが悪くなることがわかっています。舌の動きが悪いと、唾液が出にくくなったり、食べ物がうまく口の中を動けなくなったりして、味蕾が味の刺激を受けにくくなることも、食べ物がおいしく感じられない原因の一つです。

入れ歯が生体にきちんと調和して違和感が減ってくれば、舌の動きはよくなり、よく噛めるようになって、唾液も出るので、味物質が口の中全体にまわるようになります。さらに、人工の歯からその下の歯ぐき（粘膜）を通して、自分の歯ほどではありませんが、噛み心地もかなりよみがえってきます。

この点について、歯科医院を受診した六五七名に対してアンケート調査をおこなったところ、入れ歯を入れている人の約三割は食べ物が依然としておいしくないと答えたものの、入れ歯を入れた直後はおいしくなかったけれども、調整をくり返して入れ歯がなじんでくると、違和感や食べにくさから解放され、味がよくわかるようになってきたと答える人が多く見られました。

（野首孝祠、古谷暢子）

45 歯を磨いたあとでものを食べると味が変わるのはなぜ？

歯を磨いた直後にオレンジジュースなどを飲むと、本来の甘くてやや酸っぱい、おいしいはずの味が、苦味の混じった嫌な味に変わってしまうという経験をした人は多いと思います。これは歯磨き剤の中に入っている界面活性剤の作用によるとされています。

界面活性剤は、洗濯用の洗剤や、台所で使う食器洗い用洗剤などにも入っていて、泡立ちのもとになるものです。油や脂肪など水を嫌う物質を水になじみやすくし、水の中に細かく分散させて、水とともに洗い流してしまう働きがあります。

界面活性剤の特徴として、水を嫌う部位（水となじみやすい親水部に対して疎水部といいます）に結合する性質がありますので、味細胞でも、その表面膜の疎水部に結合し、味刺激に対する応答性を変化させてしまう可能性があります。

アメリカのバルトシュクという人は、歯磨き剤によく使われるラウリル硫酸ナトリウムという

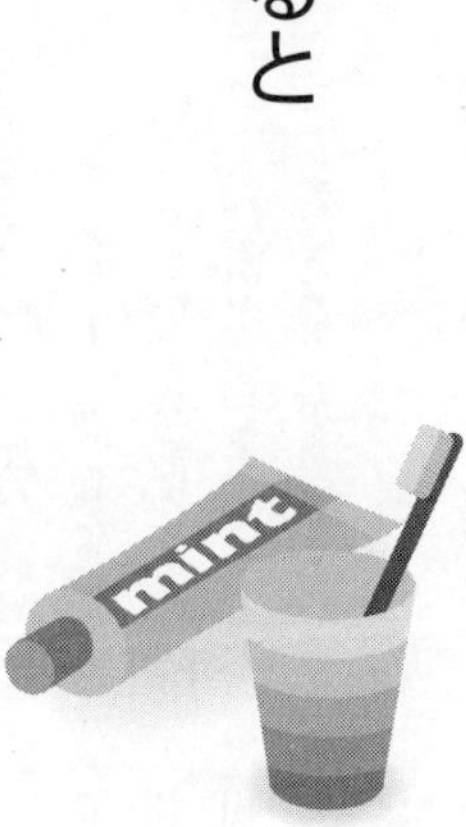

界面活性剤を口に含んだあと、砂糖の甘味、食塩の塩味、クエン酸の酸味、キニーネの苦味はやや弱く感じられるか、ほとんど変化がないのに対して、クエン酸にわずかに含まれていた苦味がきわめて増強されると報告しています。

つまり、ジュースの酸味のもとになるクエン酸に苦味が生じるので、本来のジュースの味のバランスが崩れて、苦味のあるまずい味になってしまうのです。

最近は、界面活性剤として最もふつうに用いられてきたラウリル硫酸ナトリウムに代わる界面活性剤を用いた歯磨き剤も多くなり、その結果、歯を磨いたあとで味が変化するという訴えは少なくなってきました。界面活性剤の種類によっては、味を変える作用にも違いがあるということです。

しかし、高濃度の界面活性剤は、味細胞膜を構成する脂質の層にまで入りこみ、味細胞の働きそのものを損ないますので、一時的ではあっても、すべての味が感じられなくなってしまうこともあります。まちがっても食器洗い用の洗剤などを口に入れないよう注意しなくてはなりません。

一般に、味を変化させる物質のことを味覚修飾物質といいます。界面活性剤以外の味覚修飾物質としてよく知られているものに、甘味を抑えるギムネマ茶（項目5参照）、酸味を甘味に変えるミラクルフルーツ（項目12参照）、水を甘くするアーティチョーク（朝鮮アザミ）などがあります。

（山本　隆）

V

においと味

46

くさいのに、食べると「おいしい」ものがあるのはなぜ？

くさやの干物やロックフォールチーズ、スールストロミング（スウェーデン産の塩漬けニシンの缶詰）などには独特のにおいがあり、嗅いだだけで思わず「うっ！」ときます。しかし、意を決して食べてみると「結構いける！」と感じることも少なくありません（すべての人がそうだとはいえませんが）。においを嗅ぐと嫌な感じがするのに、食べるとおいしいのはなぜでしょうか？

おいしい食べ物は食欲をそそるいい香りをともなうのがふつうですが、くさやの干物やチーズ、納豆などの醱酵食品には往々にして「嫌なにおい」でありながら「おいしい」という乖離《かいり》現象がみられるのです。醱酵食品は、においのもとになる物質とおいしさのもとになる物質が異なるものが多いためだと考えられます。

また、「くさくても食べる」ことには二つの理由があると考えられます。

一つ目に、嗅覚の順応現象があげられます。あるにおいを嗅ぎ続けるとそのにおいに対する感受性が低下し、そのにおいを感じなくなるという現象のことです。たとえば、トイレに入ったときに感じるにおいは、数分もすれば感じなくなります。これは、順応現象の身近な例です。

においは、におい物質が鼻腔内の粘膜にある嗅細胞に結合し、それを電気的に興奮させることで認識されます。においを嗅ぎ続けると、嗅細胞は持続的に興奮し続けるということになりますが、ある程度興奮状態が続くとその興奮を止める機構が嗅細胞には存在します。このため、そのにおいを感じなくなるのです。嫌な気持ちを引き起こした「くさいにおい」は長くは続かないというわけです。

一つ目を生理的な理由とするならば、二つ目は心理的な理由といえます。それは、「嫌な気分になった」にもかかわらず、それでも「食べてみよう」という気持ちになったことです。本当に嫌な気分になった人は食べないものです。「嫌な気分になった」のに食べてみようという気持ちになったとき、潜在的には、すでに拒否感はかなり低下しています。そればかりか、「ひょっとしたらおいしいかも!?」という期待感が増大していると思われます。

そのような心理状態では、「やっぱりまずかった」というより、「おいしかった」という方向に気持ちが向かいやすいと考えられます。これを心理学では「認知的不協和」といいます。食べてみようとする気持ち、心理状態がおいしく感じさせる素地をつくったということです。

ちなみに、強制的に食べさせられたときなどは、状況はまったく逆であり、主体的な期待感などがない状態ですので、「やっぱりまずかった」と感じることになりやすいと考えられます。

(松本晋也)

47

煮魚にショウガを入れると魚臭さがとれるのはなぜ？

魚をよく食べる日本では、魚臭さをとるために、煮魚によくショウガを入れます。魚にかぎらず、肉やレバーなどを調理するときにもショウガを使います。では、ショウガを使うことで、これらの食材の臭みがとれるのはなぜでしょうか？

一般に、魚や肉、レバーなどの臭みを消す場合、三つのやり方があります。

（1）別の強い芳香を加えることで、元々の食材の臭みを消す。ショウガ、ニンニク、コショウ、ハーブ、サンショウ、シソなど独特の強い香りをもつ香辛料を加えて、食材の臭みをあまり感じなくさせる方法。

（2）臭みの原因物質を洗い流す。食材を水で洗うことにより、臭みの原因物質をとり除く方法。

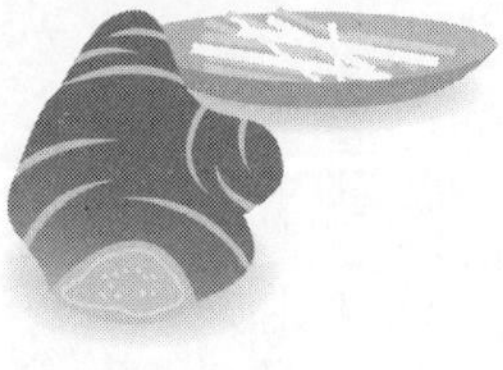

（3）化学変化により臭みの原因物質を壊す。醤油や酒、タレを塗って加熱したり、酢を加えて酸性にしたりすると、化学反応により臭みの原因物質が壊れ、臭みがなくなる。

実際に料理をするときには、一つの効果だけではなく、程度の差こそあれ、三つが組み合わさって臭み消しに貢献していることが多いようです。

ショウガの臭み消しの効果は、主に（1）にあたると考えられています。

ショウガには、清涼感と刺激感があり、香りの成分としてシネオール、ジンギロール、ジンギベリンが含まれています。これらの成分は魚の臭み成分（トリメチルアミン）より強く感じられるため、魚の臭みがあまり感じられなくなったのでしょう。つまり、魚の臭み自体がなくなったわけではなく、それがにおわない状態になるのです。

ショウガの香気成分がトリメチルアミンにくらべ強く感じられる理由は、これらの成分が嗅覚をつかさどる嗅細胞以外に、体性感覚（温かい、冷たいなどの温度感覚やピリピリ、ヒリヒリなどの刺激感覚）をつかさどる細胞にも認識されるためだと考えられます。たとえば、メントールなどは嗅細胞に作用すると同時に温度を感じる細胞にも作用することで「冷たい」感覚を生じさせます。その結果、メントール独特の「清涼感のあるにおい」として感じられるのです。

しかし、シネオールなどの香気成分がどのように体性感覚に作用しているのかは、まだはっきりとはわかっていません。

（松本晋也）

48 鼻をつまむとなぜ味がわからなくなる?

子どものころ、給食で出てきたトマトやピーマンを、鼻をつまみながら涙目で飲みこんでいた友だちの姿(または自分自身)を思い出します。トマトやピーマンを嫌いな理由が、酸っぱいとか苦いとか、味だけのせいならば、鼻をつまんでも何の効果もありません。鼻をつまむとどうにかがまんできるのであれば、それはトマトやピーマンの味が嫌いなのではなく、そのにおいが耐えられないからでしょう。

においは鼻で感じますが、においの分子が鼻の中(鼻腔)に入るには、二つの経路があります。一つはもちろん、呼吸する(息を吸う)ことによって鼻の穴を通り前方から入る場合です。そしてもう一つは、口の中から、のどのほんの少し手前(中咽頭)を通り後方から鼻腔に入る場合です。

食べ物のにおいは、たしかに口に入れる直前に鼻の穴を通り鼻腔に入りますが、口の中に入れてから鼻腔に上がるほうがずっと多いのです。さらに、口の中の食べ物のにおいは、鼻から息を吐き出すときに、かえって強く感じられるかもしれません。これは肺からのぼってきた呼気によって口の中のにおいが運ばれ鼻腔に到達し、鼻の穴から排出されるからです。

でも、鼻をつまむと、つまり、鼻で呼吸ができなくなると、口で呼吸することになります。すると、口の中のにおいは鼻腔に上がらず、吸気とともに肺のほうへと送られてしまいますから、口の中で発生しているにおいを鼻腔で感知しにくくなります。もちろん、鼻をつまんでいますから、呼気が鼻の穴から排出されることもありません。

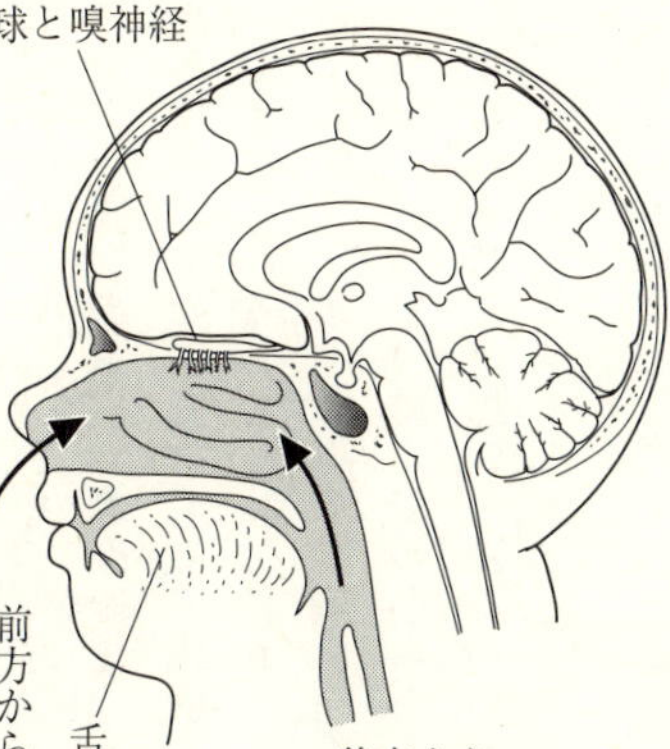

図11　鼻腔への空気の流れ

巷ではよく、イチゴ味とかバナナ味といった表現が使われますが、実際のところ私たちが「イチゴ」とか「バナナ」と感じるいわゆる〝味〟は、本当の味ではなく、イチゴのにおいであり、バナナのにおいなのです。何種類ものフレーバーがあるアイスクリームを食べくらべてみてください。いろいろな〝味〟があるように感じますが、鼻をつまむと味はどれもシンプルに「甘い」だけになります。いろいろな〝味〟の違いは、本当はすべてにおいの違いなのです。

一方、風邪や鼻炎で鼻がつまると食べ物がおいしく感じられなくなるのも、結局のところ、舌で感ずべき味（苦味、甘味、塩味、酸味、うま味）はちゃんと感じられていても、鼻からの呼吸ができなくなるので鼻腔ににおいが上がっていきにくくなり、においを感じることができないからなのです（基本解説7、項目54参照）。

つまり、鼻をつまんでわからなくなるのはあくまでにおいなのですが、私たちはそのにおいをふだんから味だと思いこんでいるので、味がわからなくなったと感じるのです。

（綾部早穂）

コラム●7

森の香りでリラックス

休日に一家そろってキャンプ道具を車に積み、野外に出かける家族が増えてきました。きれいな水が流れる河原や、気持ちよい風が吹き抜ける林の中で、バーベキューなどをして食べる食事はとてもおいしく感じます。たとえあまり料理をしたことのないお父さんがつくったカレーでも、そんなにまずいとは思わないものです。

森林の中に入るとストレスがやわらいだり、疲労感が軽くなることは経験的に知られています。いわゆる「森林浴」です。これは植物から放出されるフィトンチッドとよばれる物質が、人の生理や心理におよぼす効果のためだといわれています。フィトンチッドは揮発性の高い物質で、森林の香り成分として空気中にただよっています。

この成分は、フェノール類、アルコール類、アルデヒド類などですが、最も多いのはテルペン類です。その中でも揮発性の大きいものはモノテルペンやセスキテルペンで、森林の香りの大きな割合を占めています。

自然に富む野外では、植物のフィトンチッドだけでなく、明るい陽射し、木々のそよぐ音、青い空や流れる雲など、視覚や聴覚による刺激も体が受けています。その結果、自律神経系や脳の働きによって、安らぎ感やリラックス感が生じ、食べ物もおいしく感じられると考えられます。（渋谷達明）

基本解説 7

においのメカニズム

おいしく味わうとき、味とともににおいの感覚も重要な役割を演じます。ここでは、「においを感じるしくみ」と「においと他の感覚との相互作用」について解説しましょう。

においを受けとる嗅細胞

空気中をただようにおいの分子は、鼻腔内の上皮にある嗅粘膜内の嗅細胞の感覚器でとらえられ、その情報は嗅神経を伝わって脳に送られます。嗅細胞の先端部や嗅繊毛には、においの分子をとらえる受容体が存在していて、においの種類によって異なる受容体が反応します。現在の研究でわかってきたことは、においは味における五つの基本味で代表されるようなしくみではなく

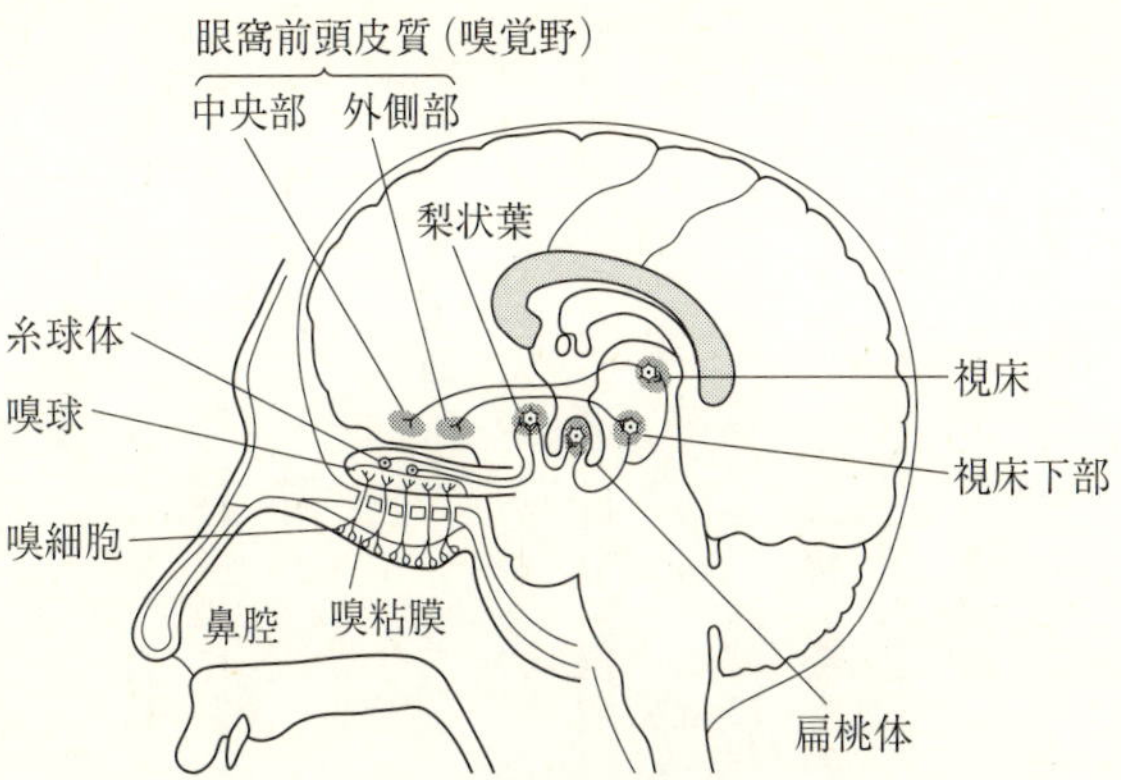

図12　嗅覚伝導路

渋谷達明「匂いの謎」（八坂書房、1999）より作成

て、もっと数多く、一〇〇〇種類くらいの異なる受容体が存在しているのではないかということです。

脳におけるにおいの情報処理

図12に示すように、嗅細胞から送られたにおいの情報は脳内に入り、嗅球の糸球体とよばれる場所に送られます。最近、個々の嗅細胞はいずれか一つの受容体を発現し、糸球体とは一対一に対応していることが明らかになりました。糸球体も、においの種類に応じてやはり一〇〇〇種類くらい存在しているということになります。

嗅球からの情報は、梨状葉《りじょうよう》とよばれる部位を経由して、大脳辺縁系（扁桃体などを含み、古い脳といわれる）に入ります。大脳辺縁系からは側頭葉の深い部位にある島皮質や、海馬、視床下部などにも達しています。ここでは自分にとって快いにおいか、そうでないかなどを本能的に判断していることになります。また、これらの領域の一部には、味覚の情報も伝わりますので、嗅覚と味覚の関連性が考えられます。

扁桃体へ伝わった情報の一部は視床下部を通って、大脳皮質の底部にある眼窩前頭皮質外側部に達します。この部位は主ににおいの質や種類を認識していますので、におい識別の中枢（嗅覚野）と考えられています。

においと味の連合

扁桃体からのにおいの情報の一部は、視床を通って眼窩前頭皮質中央部に送られます。この部位は嗅覚のみならず、味覚、触覚、温度感覚などいろいろな感覚情報を受けとり、それらを統合して「事物を認識する」という高度な働きをするところです。

このように私たちの脳には、においと味の情報を総合的に認識すると同時に、それが自分にとって「好きなもの」か「嫌いなもの」かを、即座に判断できるしくみが備わっているのです。においと味の密接な関係は、たとえば鼻がつまってにおいがわからないと、食事の味が「おいしくない」ように、誰もが日常経験していることに現れています。私たちが食べ物を摂取したとき感じられるにおいと味の複合感覚を風味（フレーバー）とよんでいます。

においと他の感覚の相互作用

ところで、私たちは、食卓にごちそうが並べられると、食べる前から、その色彩、盛りつけ、ただよってくるにおい、ジュージューという音などから、「わぁ、おいしそうだな」と食欲がかき立てられます。舌で味わう前から、視覚、聴覚、嗅覚などを総動員して、目の前に出されたごちそうの味を「予測」しているのです。このとき、自分のそれまでの食経験と、それらの感覚を照合していると考えられます。

嗅覚と味覚が密接に関連していることは、この「予測」においても明らかになってきました。においと味を食べ物のイメージ通りにマッチングさせて呈示したときは、強めあう効果が現れ、においと味の関係がミスマッチなときは、弱めあう効果が現れます。これらのマッチング／ミスマッチング効果は、私たちが生まれてから今までに習得してきた学習によるものと考えられています。

このことに関して英国ウォーウィック大学のトーラーらがおこなった面白い実験を紹介しましょう。

あらかじめ何らかのにおい（たとえば、草のにおい、レモンの香り、薔薇の香りなど）を被験者に四秒間ほど嗅がせておき、そのあとに道路の風景、植物、レモンのような果物、野球のバット、イヌなどの動物、そのほか、食べ物に無関係なもの、のようにいろいろな画像を見せて、このときの脳からの応答を脳波として計測しました。

その結果、あらかじめ被験者に与えられたにおいと一致するような画像（たとえば、薔薇の香りと花の画像、レモンの香りと果物の画像）の場合には大きな脳波が現れ、イメージ画像と不一致の場合には小さな脳波しか出ないことがわかりました。

すなわち、食事のときにはにおいや味の感覚が独自に働いて食べ物の味やにおいを分析する一方で、においと味の良い組み合わせ、つまり好ましい風味が食べ物をおいしく味わうための最も重要な要因となるのです。

高齢者の中には、健康体であっても、食欲が減退しておいしく食べられないと訴える人がいます。その大きな原因は、においを感じる能力が生理的に低下することにあります。つまり、味噌汁もあのプーンとした独特の香りを感じられてこそおいしいのです。アメリカのシフマンらは、チキンスープやトマトスープがおいしくないという高齢者やガン患者に、チキンスープにチキンの香料を添加したり、トマトスープにはトマトの香りを添加して、それぞれの香りを増強することにより、それらをおいしく食べさせることができると報告しています。このように、食事におけるにおいの要素はきわめて重要なのです。（外池光雄、渋谷達明）

Ⅵ

味と年齢

49

子どものころ大嫌いだったパセリが、大人になると食べられるのはなぜ？

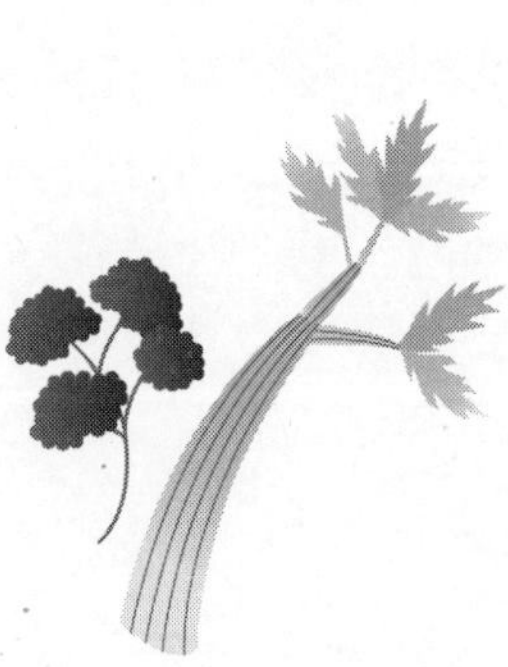

子どものころは「ゲッ」と吐き出していたパセリ、セロリ、ピーマン、ニンジンなどが、大人になると食べられるようになるのはなぜでしょうか。

二つの理由が考えられます。一つは、苦味を主とした嫌な味に対する感受性は、子どものころのほうが敏感で、大人になると感受性が低下するのではないだろうかというものです。しかし、この考えを支持する科学的研究は、残念ながら今のところ報告されていません。

二つ目は、感受性の差として説明するのではなく、受諾性の広がりとして説明しようとするものです。現状では、こちらの考え方のほうが、より妥当なようです。

どういう考え方かというと、まず子どもは、比較的単純で反射的な行動パターンをとりがちです。たとえば、食べ物の中にわずかでもまずい味のもの、嫌なにおいのものが入っていると、一種の防御反応としてその食べ物を避けてしまいます。そして、自分の苦手なものとして敬遠していたこれらの食べ物を、一〇年ほどたって何気なく口にしたとき、「あれ、思っていたほどまずくない。むしろおいしいじゃないか」と思えたとしたら、文字通り、「酸《す》いも甘いも知り尽くした」大人になった証拠かもしれません。受諾性が広がったのです。

その一〇年ほどの間に、敬遠していたものこそ食べなかったでしょうが、それ以外の種々の食べ物を体験し、いろいろな種類の味やにおいを経験していったはずです。この長い間の無意識のトレーニングの中で、単なる反射行動ではなく、それぞれの価値を認め、受け入れようとする、より高次の脳の働きをもとにした積極的な行動がとれるようになったと考えられます。

食べ物の好き嫌いにかぎらず、大人になるということは、いろいろな人の意見に耳を傾け、仲よくつき合っていこうとする受諾性、寛容性の広がりをもつということにほかなりません。

しかし、嫌いなもの、苦手なもの、まずいと思うものが、必ずしも大人になれば自然に食べられるようになるわけではないことを最後に述べておきましょう。

子どものころ、ある食べ物を食べたあとで気分が悪くなり、強烈に吐いてしまった経験のある人は、その食べ物を嫌いになり、二度と口にしようと思いません。これは一種の恐怖学習ともいえるもので、いったん獲得した食の恐怖は、高所恐怖症や閉所恐怖症と同じように、その恐怖心をとり除くのは容易ではないのです。

（山本 隆）

50 子どもはなぜみんな猫舌なの?

冬には恋しいあつあつの鍋料理やシチュー。たしかに大部分の幼児は、大人にくらべて猫舌のようで、ふうふう冷まさないと食べられないようです。でも、大人になってからも猫舌がなおらず、忘年会の鍋料理で存分に食べられず悔しい思いをしている人もいることでしょう。では、子どもはなぜみんな猫舌なのでしょうか?

まだこれといった決定的な証拠はありませんが、組織学的な研究では、いくつかの状況証拠があります。

舌や口腔粘膜は、その表層を角化層とよばれる細胞や神経の存在しない層でおおわれていますが、この角化層は、年齢とともに厚くなっていきます。すると、食べ物と神経の間のクッション

になる層が年々厚くなることになり、その結果、神経が熱いものに直接触れにくくなるということができます。つまり、「角化層＝耐熱プロテクター」という考え方です。もう一つの考え方は、熱さを感じる場所である温点の数が、年齢とともに若干減少するのではないかということです。

これら二つの事実は、大人より子どものほうが猫舌の可能性が高いことの説明になりそうです。しかし、これだけでは、大人にも猫舌の人が少なからず存在することを説明できません。こちらの説明には、両親が猫舌の子どもは、両親が熱いもの好きの子どもより、熱いものが苦手（猫舌）になる可能性が高いという生活科学的調査が参考になりそうです。すなわち、両親が猫舌だと自分が食べられない熱いものを子どもに経験させてやることができないので、その結果、猫舌の親の子どもも猫舌になってしまう、つまりは、加熱した温かい食べ物を摂取するという行為は、経験や訓練により体得してきたものとする考え方です。

たしかに、食べ物に火を通すという調理の技術をもっている動物は、私たちヒトだけです。火を通すことにより、消化性がよくなり、よりおいしく食べられ、また、本来食べられなかったものを食べ物に変えるという、ヒト独特の文化であるわけです。

結局、猫舌になるかならないかは、舌や口腔粘膜の組織学的な特徴に加えて、熱いものを食べることをどれだけ経験してきたか（訓練されてきたか）に依存しているものと考えられます。

（硲　哲崇）

51

生まれたばかりの赤ちゃんも味を感じるの？

ヒトを含む哺乳類では、胎児期には母親からへその緒を通じてさまざまな栄養分が送られています。しかし、この世に生まれ出た途端、この補給路は断たれ、それからは特別の事情がないかぎり、一生涯、すべての栄養分を自分の口から摂取することになります。

通常、生まれた直後からある一定期間は、まさに哺乳類の名のとおり、母乳あるいはミルクを飲んで栄養を摂取します。そのため赤ちゃんには、乳首を吸って母乳あるいはミルクを飲みこむという運動とともに、味を感じとる機能が生まれた時点ですでに備わっていて、生命を維持するために活動をはじめることになります。

母乳の主な成分は、タンパク質、脂肪、乳糖、ミネラル、遊離アミノ酸です。アミノ酸の中で圧倒的に多いのはグルタミン酸です。つまり母乳はほのかに甘く、うま味のあるまろやかな口当たりといえます。

では、実際には赤ちゃんは味をどう感じているのでしょうか。

新生児の味の識別能力についての科学的な研究は、一九二〇年代にさかのぼります。そのころの研究は、哺乳ビンの乳首に圧力センサーをつけ、赤ちゃんの飲む力の強さ、飲む量や速さを調べる方法でした。このような「飲みっぷり」を調べる方法では、赤ちゃんが与えられたものを好むか好まないかを調べることはできますが、どのように味を感じているかはわかりません。

赤ちゃんは一体どのような味を感じ分けることができるのか、という疑問に答えてくれる本格的な研究は、一九七〇年代になってから、イスラエルのスタイナーらがおこないました。

彼らは、味刺激による赤ちゃんの顔の表情や頭の動きなどの動作を詳細に観察し、たとえば口を大きく開ける、舌で押し出す、首を振るなどの二三種のパターンに分類しました。そして、ある味を与えたときにどんな表情や仕草が何回あらわれるかをカウントして、その味について共通するパターンを解析すれば、赤ちゃんが与えられた味をどのように感じているかを推定できることを見出しました。

この研究の結果、生まれたばかりにもかかわらず、赤ちゃんが、甘い、酸っぱい、苦いという味をちゃんと感じ分けていることが明らかになりました。さらに、驚くべきことに、ただのスープとうま味物質のグルタミン酸ナトリウムを入れたスープの味もきちんと感じ分けていたのです。

これらのことから、生まれたばかりの赤ちゃんは、単に味を感じることができるどころか、うま味も含めてさまざまな味を感じ分けられる、ということになります。

（原田秀逸）

52

年をとると脂っこいものを好まなくなるのはなぜ?

年をとると消費エネルギーが減りますから、脂肪のような高カロリーのものを若いときほど必要としません。体が要求しないものはおいしいと感じませんから、脂っこいものを敬遠するようになるものと考えられます。

また、消化管の機能低下も原因の一つです。ものを食べたとき、胃にとどまっている時間は食べ物によって異なります。一〇〇グラムあたりで考えると、米飯、うどんなど糖質が主体のものでは二〜三時間、卵や肉類では三〜四時間、脂肪が多いチーズなどでは一二時間にもおよびます。脂肪が胃を通過するのに長時間を要するのは、脂肪が胃と十二指腸の間にある幽門《ゆうもん》を狭める働きをするからです。脂肪は、胃だけでなく、そのあとの小腸の通過にも時間がかかります。

人は年とともに、全身の機能が衰えます。消化器系も例外なく衰えます。高齢者で胃腸の機能が低下した場合、食べ物の中で、とくに脂肪による負担が大きく、胸焼けや胃もたれなどを感じやすくなるのです。脂を食べたいという気にならないのは、脂を食べると胃にもたれることを学習しているからと考えられます。

(堀尾 強)

53 年とともに味覚は衰えるもの?

一般的には、味覚は生理的老化にともなって衰えると考えられています。これまでに、健康な若者と高齢者を対象として、甘味、塩味、苦味、酸味およびうま味を呈する溶液を用いて味覚閾値の測定が数多くおこなわれています。

測定方法や被験者の層などの違いにより、加齢により影響される味質や程度にばらつきはありますが、高齢になると味覚の検知閾値(水と異なり味があることがわかる最低濃度)および認知閾値(味の質を正しく知覚できる最低濃度)ともに上昇するという共通した結果が得られています。

また、閾値からさらに濃度を上げていったときに感じる味の強さが、高齢者では若い人にくらべて弱いとの報告もあります。だいたい六〇歳あたりからこのような衰えが出てくるようです。

ただ、これはあくまでも高齢者を集団としてあつかい、平均的な値を比較した結果ですので、もちろん中には若者と変わらず鋭敏な味覚をもつ人もいます。

一方、舌の二点識別（弁別）閾や、侵害（痛覚）刺激となるカプサイシンに対する閾値については、加齢による変化が認められないとの実験結果が得られています。

二点識別閾とは、触れられた二点が一点ではなく別々の点として感じられる最小距離のことで、触覚の空間的鋭敏さの指標となります。カプサイシンはトウガラシの辛味成分で、舌や口腔の表面からしみこんで自由神経終末の受容体を刺激します。

このように体性感覚は低下しないことから、味覚の衰えの要因としては、中枢神経における情報処理の問題よりも、味蕾の変化が重要と考えられます。味蕾の加齢による変化については、かつては数が減少するとされていましたが、その後の動物実験で有意な変化がないとの報告も出され、明確な結論が得られていません。そこで考えられるのが、一〇日前後の寿命で常に新しい細胞と交替している味細胞のターンオーバー能（交替能）の変化です（基本解説3参照）。高齢になると、このターンオーバーの速度に遅れが生じて、味細胞の機能低下が起きるのではないかと推察されます。

自然な老化による衰えに加えて問題となってくるのは、高齢になると慢性疾患をもつ人が多くなり、その治療のために服用する薬剤も多くなってくることです。

口腔粘膜疾患や唾液腺疾患だけでなく、肝機能障害、糖尿病、内分泌疾患、栄養障害、神経疾患、および胃の切除によっても味覚障害が引き起こされることが知られています。さらに、味覚障害の要因として最も高い割合を占めるのが、薬物による副作用です。リウマチ治療薬、抗パーキンソン薬、抗炎症剤、降圧剤、抗ウイルス剤、抗ガン剤などがよく知られていますが、発現頻度が低いものも含めると非常に多岐にわたる薬剤が味覚障害の原因となっています。このような因子もくわわると、年とともに味覚はかなり衰えるということになります（基本解説12参照）。

毎日の食事を充分味わうためには、味覚はもちろん、嗅覚や視覚の感覚情報、咀嚼運動や唾液分泌も重要な要素となります。しかし、これらの機能も年とともに衰えることが多いので、あいまって食べ物を味わう機能は低下することになります。

食べ物の味をぞんぶんに享受できることは、健全な食生活と全身の健康維持に大切なことです。年をとっても味覚を衰えさせないための一助として、口腔内清掃を心がけ、舌苔の付着や歯の喪失を防いで、咀嚼機能、唾液分泌の維持をはかることが大切です。

（杉本久美子）

基本解説 8

成長にともなう味覚の発達と変化

ヒトの味覚はいつごろ発現するのか

哺乳類の胎児は、羊膜からつくられる羊水の中に浮かんでいる状態ですごしますが、とくに妊娠後期に入るとさかんに羊水を飲むようになります。なぜ、このような行動がおこなわれるのでしょうか。

第一に、この羊水摂取行動によって羊水が常に置きかわり、新鮮な状態に保たれることがあげられます。事実、先天的に消化管が閉鎖している胎児では、羊水の量が異常に多くなり羊水過多という状態になることが知られています。

第二に、羊水を飲むと同時に、羊水中に含まれるタンパク質その他の物質が摂取され、消化管の活動を促すことになります。胎児の時期には母親から胎盤を通して栄養分が補給されますから、羊水摂取行動が胎児の栄養の確保に必須の役割を果たしているわけではないでしょう。しかし、出生後はただちに自分の力で母乳あるいはミルクを飲んで栄養をとりこまなければなりません。したがって、羊水を飲む行動は、出生後に備えて口や消化管の準備運動をしておくという役目を果たしているものと考えられます。

胎児のX線造影のために、リピオドールというヨウ素を含む植物油を羊水の中に注入する方法があります。このリピオドールは新生児が顔をしかめるような独特の嫌な味がします。興味深いことに、リピオドールを妊娠八ヵ月くらいの羊水中に入れると、胎児が飲みこむ羊水の量が劇的に減少するのです。逆に、合成甘味物質のサッカリンナトリウムを羊水の中に入れると、胎児の羊水飲みこみ回数が増加します。これらのことから、ヒトの胎児は、少なくとも妊娠八ヵ月ごろには、好ましい味と嫌な味を識別する十分な能力をもっていることがわかります。

そして、項目51でも述べたように、味覚は出生後ただちに生命維持に必須の機能として活動をはじめることになります。

味蕾分布と味覚の発達

味の情報を受けとる最小の構造物は味蕾ですから、その分布の変化を調べることによって、味覚機能の変化を調べることができるはずです。哺乳類の口の中の味蕾は、舌前部の茸状乳頭、舌後部の有郭乳頭および葉状乳頭、上あごの奥のほうにある軟口蓋、そして咽・喉頭部に偏って分布しています（基本解説3参照）。

このうち、最近、軟口蓋の味蕾で、その味覚応答性や発育にともなう分布の変化について面白いことが明らかになりました。ラットやハムスターの軟口蓋の味蕾では、甘味物質や各種の中性アミノ酸の刺激に対して大きな応答が得られます。また、軟口蓋の味蕾を支配する神経を切断したラットやハムスターでは、甘味の識別能力が著しく低下します。

軟口蓋味蕾の構造や分布をくわしく調べると、生まれたばかりのラットでは、軟口蓋味蕾の約五〇％が成熟しているのに、舌先端の茸状乳頭の味蕾では一〇％程度、舌の奥にある有郭乳頭および葉状乳頭にはまだ味蕾がほとんどできていません。さらに、軟口蓋味蕾は生後一週齢でほぼ九〇％の味蕾に味孔が開口し、それに続いて舌先端の茸状乳頭の味蕾の数が増え成熟します。

つまり、生まれたばかりのラットでは、口腔内の他の部位に先がけて軟口蓋の味蕾が主に活躍し、その後、舌先端の味蕾が活動をはじめることが明らかになりました。

この軟口蓋味蕾は、母乳を飲む際に乳首から出てくる母乳の味を感じるのに非常に都合のいい部位に分布しており、母乳の摂取において重要な役割を果たしていると考えられます。

さらに、サルの一種のマーモセットの味蕾の分布を調べてみると、ラットと同様に、出生直後では、成熟している味蕾の割合は軟口蓋で最も高いことがわかりました。しかし、三ヵ月齢以降は、軟口蓋味蕾の数は徐々に減る傾向があります。さらに、ヒト新生児の軟口蓋には四〇〇個もの味蕾が分布することが報告されていますが、私たちの観察では老人の軟口蓋には片側にたった三個の味蕾しか見出せませんでした。成人の軟口蓋についての多くの報告でも、軟口蓋に分布する味蕾数は成長したラットやマーモセットにくらべて著しく少ないようです。

このことは、ヒトでは生まれてから成長するにつれて軟口蓋味蕾は急速に数が減っていくことを示しています。

子ども→大人→老人という成長の過程と味覚の変化

以上述べたように、味覚に対する基本的な感受性は出生時に備わっています。さらに、就学前の幼児で、すでに果物に対する嗜好性が非常に安定しているという報告があります。八〜九歳の男児の苦味に対する感受性は未熟であり、味覚感受性が完成するのはそれ以降になるという可能性を示唆する報告もありますが、学童期から大人にかけての味覚感受性には大きな変化はないというのが一般的な見解です。学童期以降、さまざまな新しい味、複雑な味を経験し、そのときの体験などが加味された学習によって、食べ物に対する好き嫌いの発現など、より複雑で個性的な嗜好性が形成されていきます（基本解説11参照）。

老人になると苦味に対する感受性のみが低下するという報告もありますし、個人差はあるものの、一般的に味覚感受性は低下する傾向にあります。しかし、七〇〜八〇歳代になっても味覚感受性に変化を示さず、若い人と同じように味に対して鋭敏な感覚を持つ人もたくさんいます。

一方、嗅覚感受性は六〇歳を越えると急激に衰えることが明らかになっており、このことが、とくに風味に対する感受性を著しく低下させる原因だと考えられます。加えて、加齢とともに服用する薬の種類も増え、その副作用によって味覚が影響を受けることがありますし、歯の喪失後の義歯の装着によっても味覚は影響を受けます。

また、五〇歳を越えたあたりから徐々に一回の食物摂取量が減り、和食を好むようになります。このことは、加齢にともなう生体の代謝状態、エネルギー要求状態などによっても食嗜好性が変化していくことを示唆しています。

このように、種々の理由で年齢とともに味覚感受性の低下や食嗜好性の変化が生じてきます。老化による味覚そのものの感受性の低下は、項目53にも述べられているように味蕾の中の味細胞の機能低下によるものと考えられています。一方、食べ物に対する嗜好性の変化は、脳における味や風味などの評価レベルがさまざまな要因で変化することによるものと考えられます。

（原田秀逸）

Ⅶ

味と体

54 風邪をひくと味がわからなくなるのはなぜ？

風邪をひくと、食事に関連したさまざまな症状を経験します。ふだんはおいしく食べられるものがおいしく感じられなかったり、ふだんはよい香りのするものがにおわなかったり、味そのものが何だかぼんやりしてわからなかったり、口の中がぱさぱさしておいしく感じられなかったりします。

その理由として、まず、嗅覚障害や味覚障害など、食べ物の風味に直接関係した障害があげられます。さらに、全身倦怠感などからくる食欲低下、発熱による脱水などを原因とする唾液分泌低下、鼻がつまるために口呼吸が増えて口の中が乾燥することなど、いろいろな問題が関係しています。

中でも、鼻閉による嗅覚障害は、食べ物の風味を低下させる重要な原因になります。これは、鼻腔内の粘膜が風邪の炎症により腫脹《しゅちょう》して鼻腔が狭くなり、においの分子が嗅覚の感覚細胞まで十分到達できなくなるために起こります。炎症により、ときには嗅覚の感覚細胞自体が障害され、風邪がなおったあとも、しばらくにおいがもどらないこともあります。

嗅覚の障害にくらべるとあまり多くないものの、風邪により、味そのものがわからなくなることもあります。

その原因のひとつとして、発熱による脱水や、鼻閉による口呼吸を原因とした口の乾き、唾液の分泌障害があります。唾液は味細胞のある味蕾を保護するためにも、また味の分子を味細胞にはこぶためにも重要です。舌は、常に十分な唾液で湿り気を保ち、清潔に保たれている必要があります。

また、風邪をひいたことにより、舌が赤くなってヒリヒリしたり（舌の炎症）、舌に白や黒の毛がはえた状態（いわゆる舌苔で、舌の真菌症）になったりすることも、味覚を障害する原因になります。

もう一つ重要なのは、風邪による体力消耗や治療のための薬剤服用が、味覚に重要な働きをする亜鉛を体内から失わせる原因になることです。亜鉛不足は味覚障害の重要な原因の一つになることが知られています（基本解説12参照）。

以上のことからわかるように、風邪による〝味の変化〟は、いくつかの原因が複合して生じているのです。

（池田 稔）

55 おいしいと鼻水が出るのはなぜ？

もちろん、おいしいものを食べたからといって、誰もが鼻水を出すわけではありません。しかし、そういう人は確かにいます。

そもそも、鼻水とは何でしょうか？

鼻腔粘膜に存在する腺からの分泌液が多くなると、鼻水になります。たとえば、風邪をひいて、鼻腔粘膜が刺激されてムズムズするときなどは分泌液が増えます。

鼻水のもう一つの要素は涙です。涙は目尻にある涙腺からの分泌液で、角膜表面をうるおしながら流れて、目頭のところにある小さな穴から鼻涙管という細い管を通って鼻腔に流れこみます。泣いているときは大量の涙が鼻腔に入りこむので、鼻をすすったり、鼻水が出たり、そして鼻をかんだりします。

唾液、胃液、膵液などの消化液が副交感神経の働きで分泌されることはよく知られているのですが、鼻腔粘膜の腺や涙腺からの分泌も、副交感神経の活動によって分泌が活発になります。分泌物の主な成分は血液から補給されますから、腺の血管を拡張させる副交感神経の作用で、分泌量が増えるのです。

一方で、おいしいと感じて、もっと食べたいと食欲がわくときは脳の視床下部というところにある摂食中枢が働きます。この摂食中枢は副交感神経を活性化することが知られています。つまり、おいしいと感じているときに生じる副交感神経優位の生体反応の一つとして、体内の腺からの分泌活動が高まるのです。ですから、個人差はありますが、おいしいとき涙が出て目がうるおってきても不思議ではありませんし、それが鼻腔に流れこんで鼻をすすりながら食べる人もいるはずです。

ところで、「カレー、ラーメン、うどんなどを食べると鼻水が出る」という人がいます。たぶん、カレーの中の香辛料の揮発性成分が鼻腔粘膜を刺激するためでしょう。また、ラーメンやうどんなどの熱い麺類をすすりながら食べるときは、その蒸気が鼻腔内に入り粘膜を刺激するために鼻水が出るのだと思われます。

以上の説明でおわかりのように、食事に際して出る鼻水には、脳でおいしいと感じる中枢性の鼻水と、食事中の成分による鼻腔粘膜への直接作用による反射性の鼻水の二種類があるのです。

（山本 隆）

56 運動したあとに、甘いものや酸っぱいものがほしくなるのはなぜ？

筋肉は、ATP（アデノシン三リン酸）という物質をエネルギー源として力を出しています。運動したあとには、大量に失われたこのATPを補う必要性が出てきます。

ATPは、食べ物として摂取した糖質を、酸素によって燃焼させてつくられます。つまり、体内のATPの量を回復させるための原料は、糖質ということになります。十分な糖質の補給がなければ、低血糖や疲労困憊状態をまねくことになります。

筆者らは自転車エルゴメータを用いて、運動強度五〇％（心拍数で約一三〇拍／分）で三〇分間運動させたあとの、ショ糖（甘味）、塩化ナトリウム（塩味）、カフェイン（苦味）、グルタミン酸ナトリウム（うま味）の四基本味と、酸味物質としてクエン酸、酢酸、リンゴ酸、酒石酸、ケトグルタル酸、アスコルビン酸（ビタミンC）の嗜好の変化を調べてみました。

味の嗜好を、大変好き（+3）、かなり好き（+2）、少し好き（+1）、好きでも嫌いでもない（0）、少し嫌い（-1）、かなり嫌い（-2）、大変嫌い（-3）で評価させました。

運動前後で味溶液の嗜好度を比較すると、ショ糖（甘味）の嗜好が運動後とくに増すことがわかりました。食べ物や飲み物における糖質の指標は甘味ですから、ショ糖やブドウ糖などの甘味嗜好が高まるのです。また、酸味物質のクエン酸、アスコルビン酸は運動前たいへん嫌われていましたが、運動後のそれらに対する嗜好はプラスにはならないものの、嫌われる程度が減少しました。

運動後のクエン酸やアスコルビン酸に対する味の嗜好変化は、ラットでも報告されています。

なお、体内で糖質を燃焼させてATPがつくられる際、クエン酸回路という過程を経るのですが、クエン酸やアスコルビン酸などはこのクエン酸回路に入りエネルギー源として用いられます。このため、甘味同様、クエン酸やアスコルビン酸などの酸味への欲求が高くなるものと考えられます。実際に、ショ糖とクエン酸の混合液を運動後に摂取すると、失われたATP量の回復を速めるという報告があります。

糖質を多く含む甘いジュースや、クエン酸を多く含むレモンなどは、体内のエネルギー源回復への欲求であり、摂取すると疲労回復が早くなるのです。

そして、このことを何回か経験するうちに、運動後に甘いものや酸っぱいものがほしいと思うようになります。これは食物嗜好学習の一種と考えられます。

（堀尾　強）

コラム●8

おにぎりと塩

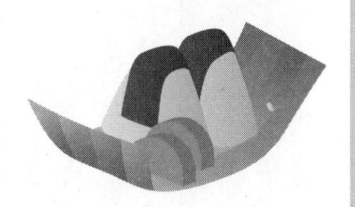

ほとんど目立った味のないご飯が、手に塩をまぶしてにぎるだけで非常においしくなるのは、とても不思議です。その決定的な理由は定かでありませんが、推測は可能です。

米のような植物には、カリウムイオン（K^+）が多く含まれています。食塩（NaCl）のナトリウムイオン（Na^+）は、主に血液中に存在し細胞内にはほとんどありませんが、K^+は逆に、血液中には少なく主に細胞内にあります。そして、血液中で多すぎるK^+はすぐに尿に排出され、このとき、Na^+も同時に出ていってしまうのです。

このため、K^+の多い食品をとったときはNa^+も多くとらないとつり合いません。ご飯のようなK^+が多い食品に、Na^+、つまり食塩を加えるとおいしく感じるのは偶然ではなく、体がバランスをとろうとしているからだと思われます。同じように、K^+が多いビールを飲むと、塩辛いつまみが欲しくなります。

日本人が塩をまぶしておにぎりを握るのは、おそらく、今よりももっと植物性の食品を多く食べ、もっと汗を流してNa^+を失っていた時代に、Na^+不足に敏感であった名残なのかもしれません。

（伏木 亨）

57 一般に、おいしいものは体に悪い傾向があるのはなぜ？

おいしいものが体に悪いという通念があるとすれば、あらためる必要があります。体が要求する栄養素やエネルギー源を含む食べ物はおいしいものです。おいしいと思って摂取することは、体に必要なものをとりこむことになり、けっして体に悪い行動ではなく、むしろ必要な行動です。「美食を続けると早死にする」という俗説は、おいしいものを食べすぎることによって、肥満、高脂血症、高コレステロール、糖尿病などのいわゆる生活習慣病を誘発することに起因してのものだと思われます。そして、ここでいう美食とは高価、珍品、希少価値といったことで庶民の口には入りにくい霜降り牛肉、大トロ、あん肝、フォアグラなどの「おいしいもの」をいうようです。そしてこれらのおいしさのもとは脂肪ですから、食べすぎると生活習慣病から死に至る危険性が高まります。

美食家でなくても、甘くておいしい糖の過剰摂取、脂肪、油の多い食べ物やマヨネーズなど快感をもたらすものの過剰摂取は要注意です。食べる頻度、量、タイミングなどを自己管理するなど、おいしさの誘惑に負けないことが大切だといえます。

（山本 隆）

58

耳の手術で、味がわからなくなることがある？

Aさんは右耳の慢性中耳炎の手術を受けました。そして、手術前の説明の最後に、担当の医師からこんなことをいわれたのです。

「舌の右前部が、しびれたり味覚が鈍くなったりすることがありますが、半年ほどで気にならなくなります」

Aさんは、耳の手術なのに味覚障害まで出るのかとびっくりしました。

耳の鼓膜周辺の裏側には、舌前方三分の二の味覚を伝える鼓索神経が通っています。この神経は右耳なら舌の右側の、左耳なら舌の左側の味覚情報を伝えます。

中耳炎の手術では、ちょうどこのあたりにある化膿した粘膜を清掃するので、鼓索神経を伸ばしてしまったり、やむを得ず切断してしまう場合があります。そのようなとき、手術後に舌のしびれや味覚異常を訴えます。

なお、鼓索神経を切断することなく、伸ばしてしまっただけでしびれ感や味覚障害が出るのは、神経を伸ばしたときに発生する異常電流が原因だといわれています。

片耳の手術のとき、若年者や中年の方の場合、五〇～八〇%は鼓索神経機能が回復します。高齢の場合、手術した側は、手術前の状態まで回復しないこともあるのですが、正常な反対側がおぎなって、全体としてはほぼ正常な味覚がもどるのです。

問題になるのは、両方の耳を手術する必要のあるときです。両側の鼓索神経をやむを得ず切断した場合、舌の前三分の二の味覚が消失するので、日常生活に支障をきたす場合があります。しかし、幸いなことに、大部分の患者さんは一～二年たつと味覚障害は軽くなるので心配ありません。舌咽神経が支配する舌後方三分の一や、大錐体神経が支配する軟口蓋（上あご後方三分の一くらいの軟らかいところ）で味をより敏感に感じるようになるからです。

ふつうは両側同時に耳の手術をしませんので、片側の手術で鼓索神経を保存できた場合（伸ばしただけで済んだ場合）、そちら側の舌の感覚がもどってから、反対側の手術をするのが理想的です。ただ、真珠腫性中耳炎など炎症のひどい場合は手術を待てませんので、このかぎりではありません。

料理人、栄養士、杜氏、利き酒師、ソムリエなど味覚を職業とする人の場合はとくに、手術後の味覚障害はたとえ一過性であれ重大な影響をおよぼします。耳の手術は、医師と十二分に相談のうえされるのがよいと思います。

（阪上雅史）

59

妊娠初期に食べ物の嗜好が変わるのはなぜ?

妊婦はときどき、石炭、石鹸、歯磨き粉、石膏、チョーク、さらには壁土など、ふつうは食べられないものを口にしたりします。これは古代から知られている現象で、妊娠に伴う体調変化の結果生じる異常な食行動です。

ここまで極端でなくとも、女性の場合、妊娠によって味の感じ方が変わり、さらに、味の好みにも変化が生じます。これは女性の生理周期によっても起こりますから、後で述べる(基本解説9)性ホルモンの関与が考えられます。

なお、妊娠初期には、コーヒーやお茶の味がふだんより淡泊に感じられるとされていますが、これは味覚ではなく、嗅覚の変化によるのではないかと考えられています。

日本では、妊娠すると酸味を好むようになると一般にいわれており、それを裏づけるデータも得られています。妊婦の味覚機能に関する筆者らの調査研究でも、妊娠の前半期には、塩味や酸味を識別する味覚の能力が低下することがわかりました。この変化は、妊婦が酸味の強いものや濃い味つけのものを好むようになる、一つの理由であると考えられます。

しかし国外に目を向けると、甘味についての研究報告が多いようです。たとえば、排卵後の黄体ホルモン濃度が高い時期には砂糖の甘さがそれほど好ましくないと感じられます。また、妊娠していない女性のほうが、妊婦より強い甘味を好むといわれています。さらに、効果の強い経口避妊薬を服用すると黄体ホルモン濃度が高くなり、強い甘味に対する好みが生じなくなります。

このような変化がなぜ生じるのかは不明なところが多いのですが、次のようなことが考えられています。

妊娠が成立し維持されていく過程には、いくつかのホルモンが関係しています。その中で味覚機能に影響すると思われるホルモンが、プロゲステロン（黄体ホルモン）です。プロゲステロンは女性の生理周期にも関係するホルモンで、このホルモンが高い値となる時期には、妊娠していない女性でも、嗜好が変化するといわれています。妊娠すると、このプロゲステロンが急激に上昇してくるため、妊娠初期の味覚の変化にも、このホルモンが関係している可能性があります。

また、妊婦では、ホルモンの分泌が増加する影響で、体内を循環する血漿《けっしょう》量が増加します。循環血漿量が増加することにより、塩分や水の摂取量が増え、この塩分摂取量の増加が妊婦の塩味の識別能を低下させ、嗜好に影響を与える原因の一つになると考えられています。

（池田 稔、志村 剛）

60

なぜ女性は甘いものが好き？

栄養学的には摂取すべき食べ物に性差はないといわれていますが、国民栄養調査によると、二〇代の女性は肉類の摂取量が男性の約七〇%なのに、菓子類は約一八〇%になっています。とくに若い女性は甘いものが好きなようです。

甘いもの好きの内容を大学生について分析すると、「強い甘味が好き」「一度にたくさん食べられる」「しばしば食べたい」「いつでも食べたい」「何にでも甘味を加えたがる」の中で、性差が大きいのは、「しばしば食べたい」と「いつでも食べたい」でした。女性は間食が多く、朝からでも、寝る前でも、また食事がわりにしても食べたいという人の割合も高く出ています。「ストレスを感じたとき甘いものを食べたい」「甘いものを食べるとき幸せを感じる」も女性が多く、甘味への精神的な依存度も高いようです。しかし、アルコールへの依存度は男性のほうが高いことから見ても、女性が情緒的に不安定ということはできません。

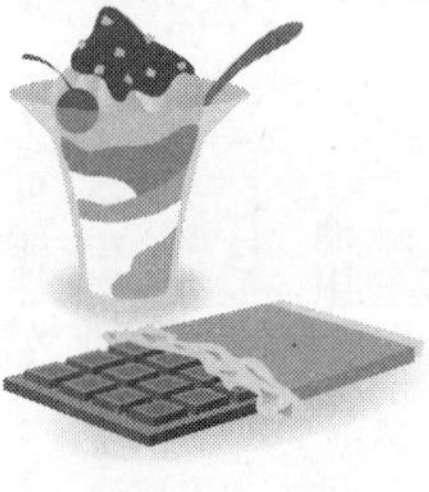

また、甘味は本能的に好まれる味で、砂糖が欠乏すれば誰もが好きになることは、戦時中軍隊でお汁粉が喜ばれたことでもわかります。歴史的に見ると、砂糖のあるところに奴隷ありといわれ、プランテーションのための土地や奴隷の争奪戦がいかに世界を支配してきたかがわかります。それが女性たちを喜ばせるためだけだったとは思えません。

子どもは衣服から両親の食嗜好まで、男女の違いを意識して育ちます。女性の甘味嗜好にもジェンダー（社会的につくられた性）の影響は大きいはずです。

食べたいけれど異性の前では気恥ずかしい食品や、男性、女性それぞれが食べて格好いいと思う食品を約五〇〇名の大学生で調査した結果では、男性にとって格好いいのは骨つき肉やどんぶり飯で、女性はケーキやサンドイッチでした。女性は力強い男性、男性は可憐で守ってあげたいような女性への好感度が高く、それに対応して男性はボリュームのあるものをモリモリ食べ、女性はきれいでかわいいものを少し食べるのが格好いいと自他ともに思っています（統計的な話です）。

しかし、女性に限らず男性にとっても甘いものは魅力があります。パフェなども、男性は女性と同じくらい食べたいと思っています。甘いもの好きは二一世紀の終わりごろには女性の専売特許でなくなるのではないでしょうか。なお、甘味嗜好の性差については基本解説９も参照してください。

（山口静子）

基本解説 9

味覚における性差

女性のほうが味覚の感度がよい

味の感じ方には男性と女性で違いがあると思われていますが、文化の相違をはじめとして、さまざまな要因が味覚機能に影響するため、客観的な調査や実験が難しく、科学的な研究報告はあまり多くありません。

現在知られている最も古い報告は、一八八八年にアメリカのベイリーらによって『ネイチャー』誌に発表された調査結果です。彼らは成人の男性および女性の被験者たちに、いろいろな濃度の甘味、塩味、酸味、あるいは苦味のする溶液をなめてもらい、どれくらいの濃度でそれぞれの味が感じられるか（閾値）を調べました。すると、塩味を除いて、女性のほうが男性よりも薄い濃度でそれぞれの味を感じられることがわかりました。

その後におこなわれたいくつかの研究でも、女性のほうが男性より一般に味覚が敏感であることを示す結果が得られています。

また、味覚機能の臨床検査で使われる電気味覚計の測定値にも男女差が認められています。電気味覚とは、舌上に置いた電極を通じてごく弱い電流を流すと、金属をなめたときのような味（金属味）が生じる現象ですが、女性は男性より弱い電流で金属味を感じることがわかっています。

性周期と味覚感受性

このように、女性は男性よりも味に対する感度が高いというのが定説になっていますが、女性の場合、周期的に生じる性ホルモンの変動によって味覚感受性にも変化が生じます。たとえば、月経期の女性は苦味に対して敏感になり、排卵後の黄体ホルモン分泌が高い時期には塩味に対して敏感になると報告されています。一方、妊婦は塩味に対する感受性が減少するため、ふだんより高濃度の食塩を摂取するというデータもあります（項目59参照）。

味覚における女性ホルモンの役割

新生児に甘い味つけをした人工栄養を与えると、女児のほうが男児よりもたくさん飲むそうです。三分間という短い時間だけでくらべると差はありませんが、テスト時間を長くすると、女児は男児よりも長い時間飲んでいるので、飲み量が多くなるというのです。このデータは、甘さに対する好みに生まれつき男女差があることを示唆しています。

動物（ラット）を対象とした研究では、味覚の性差が人間の場合よりもはっきりと現れています。甘味に対する好みは、メスのほうがオスよりも高いことが知られています。このような性差は性成熟後にはじめて現れます。

メスの卵巣を摘出して卵胞ホルモンや黄体ホルモンなどの女性ホルモンが分泌されないようにすると、甘味に対する好みは低減します。ところが、卵巣摘出したメスにこれらの女性ホルモンを同時に注射すると、甘味に対する好みが回復します。

これらの結果は、メスの甘味に対する好みが、卵巣から分泌される女性ホルモンの影響を強く受けていることを示しています。

一方、生まれたばかりのメスのラットに男性ホルモンを注射しておくと、成熟後ふつうのメスが示すような甘味に対する好みを示さなくなります。ラットの場合、脳の性差は生まれるころに体内に男性ホルモンがあるかないかで決まります（この時期には女性ホルモンはほとんど分泌されていません)。ふつうはオスの子どもには男性ホルモンがあるのでオス型の脳になり、メスの子どもには男性ホルモンがないためメス型の脳になるわけです。ところが、生まれたてのメスに男性ホルモンを注射すると、脳はオス型になってしまいます。オス型の脳をもつメスはオスと同様に甘味に対する好みをあまり示しません。

塩味についても、メスのほうがオスよりも好みが強く、甘味と同様、女性ホルモンの役割が指摘されています。

味覚の性差は、味細胞における受容体の発現量や機能の違いによって生じている可能性もありますが、それを示唆する実験データはまだ報告されていません。

一方、ラットの研究から示唆されるように、性ホルモンが脳の神経組織にはたらきかけて生じている可能性もあります。味覚情報が伝わってゆく脳内経路のある部位(結合腕傍核)では、甘味に対する神経細胞活動はメスのほうがオスより大きいことが明らかにされています。しかし、この現象に性ホルモンがどのように関わっているのかはまだわかっていません。今後の研究の発展が期待されるところです。

(志村 剛)

Ⅷ

酒の味

61

「キレがある」ってどういうこと?

酒を飲む場合に「キレがある」という表現をよく耳にします。このキレという言葉、もともとは、包丁や日本刀などを「切れ味がいい」と表現することが由来で、ピシッとした動作などを表すときに使われたようです。「キレ味がよい」のように「味」をつけて使われていたのが、「キレ」と一般的に使われるようになったのは、日本酒の醸造技術者の間で使われていた表現から引用され、ビールの広告に登場してからかもしれません。

包丁の「切れ味がいい」の英訳は「sharp」ですが、日本人が味に「シャープ」というときの意味合いは「キレ」とは微妙に違います。「キレ」という言葉はむしろ日本独特の表現ですが、次に述べるように酒類間で意味するところが異なり、共通定義はなさそうです。

日本酒や焼酎では雑味のない澄んだ味を、「すっきり、きれい」といい、近い表現に「淡麗、軽快」があります。「あと味がすっきりし、軽快な」場合に「キレがよい」と表現されます。これは、「飲み終わった後の速やかな味の消失感」を表している点で、ビールの「キレ」と似ています。

一方、ビールの場合は、炭酸の刺激とホップ由来の苦味がある影響で、「飲んでいる最中の味のピークと、口の中に残るあと味感の落差が大きい状態」や「のどに突き刺さるような炭酸の刺激感」までも含めて、「キレ」ととらえる人もいるようです。さらに、ジンやウォッカでは、鮮烈にのどに刺激があったとしても、それは「ドライ」という言葉で表現されるのでしょう。

一般に、甘味やうま味などの味が濃く、味わい深いことを「コクがある」と表現しますが、この「コク」の量と有機酸、苦味成分、炭酸などの量との調和がとれるほど、「キレ」が増していくようです。あと味が残る感じに対しては、「キレが悪い」と表現され、日本酒もビールもこの点は同じです。

ところで、「キレがある」は、ビールの場合イメージに影響される表現でもあります。銘柄名を提示しないで試飲評価してもらった場合、「キレがある」という言葉は、「苦味がある」「酸味が強い」「炭酸の刺激感が強い」「アルコール度が高い」などと相関が高いのですが、銘柄名を提示したあとで試飲評価してもらうと、コマーシャルで「キレがある」と宣伝している商品ほど「キレがある」と評価されます。そのような意味では、実感される味の種類や強弱を表現する用語とは区別して用いる言葉だと思われます。

これらの点からも、酒は種類ごとに微妙に表現が異なり、その時々に個人が実際に感じる味や香りを楽しみながら飲むもので、まさに嗜好品といわれる所以です。

（横向慶子）

62

「のどごし」って何？

「のどごしスッキリ」「のどごしを楽しむ」など、「のどごし」という表現はよく使われます。のどごしのよさは、とくにビールや日本酒では重要ですし、酒にかぎらず、うどんやソバでも大切な要素です。白魚の踊り食いはまさにのどごしを楽しむものといえます。

しかし、「のどごしとは何ですか？」と聞かれると曖昧にしか答えられず、のどごしの味わいを言葉で表現することの難しさがわかります。のどごしの感覚は、舌で感じる甘さや塩辛さのように誰にでもわかるものではないうえ、単なる触覚や圧覚だけではない繊細で微妙、複雑な感覚だからです。

「ビールはのどごしが命」といわれるように、ビールのおいしさの一番のポイントはのどごしとする人が多いようです。最近の研究で、「なぜビールのうまさはのどで強く感じるか？」という理由が解明されました。

面白いことに、のどにはビールや炭酸飲料で強く刺激される神経があるというのです。この神経は舌にはなく、のどにしか存在しない特殊な神経です。のどが渇いたときにビールや炭酸飲料を飲むと、この神経が刺激され、脳に信号が送られて、のどごしの感覚を味わうとともに渇きが癒されるのです。ですから、このときののどごしの感覚は、渇きが癒されることによる快感なのです。

ビールを美しく、そしておいしくするのが炭酸による泡です。新鮮なビールと気の抜けたビールではうまさが全然違います。ウサギやラットなどの実験動物を使って両者の違いを神経応答で調べると、はっきりとその違いがわかります。新鮮なビールに含まれる炭酸が、飲んだ直後に鋭い神経応答を生じさせ、清涼感や爽快感を引き起こしていることがよく理解できます。

日本酒ではビールほど「のどごしがいい」とはいいませんが、酒を知っている人はちゃんとのどごしを楽しんでいるのです。普通酒と吟醸酒（できたら大吟醸酒）を試しに飲みくらべてみてください。吟醸酒の味はキレがいいのです。のどを通りすぎるとすっぱりと消えてしまいます。だから次の一杯がまたうまいのです。じつは、この酒の味を感じる神経もビールで刺激される神経と同じであることがわかっています。

もちろん、「のどごし」の感覚がのどにある特殊な神経の特性だけで決まるわけではありません。飲みこんだときに感じる触圧の感覚や、飲みこんでから感じる風味も重要な要素ですし、飲みこんだあとで感じるあと味も大切です。ビールとは違う刺激をのどに与えるうどんやソバの「のどごし」については目下研究中です。

（真貝富夫）

63 ビールの辛口ってどんな味？

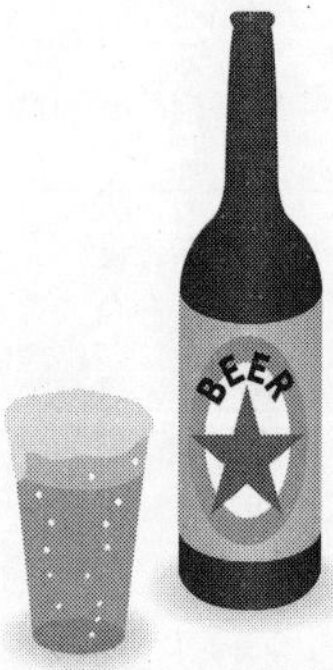

ビールの味を表現するのに、「辛口」という言葉がよく使われます。これは説明しなくても、トウガラシの「辛さ」とは違う味を指すことはおわかりかと思います。もともとこの「辛口」は、日本酒の香りと味（香味）の表現に使われてきました。

日本酒では、濃厚な味で糖度が高いものを甘口といい、これに対し、飲み味のすっきりした糖度の低いものを辛口というように分類します。この辛口、甘口といった表現は、現在では、単に濃厚タイプの味とすっきり飲みやすい味をイメージさせるものとして認識されつつあります。糖度がどうのこうのといっても、実際に酒を飲む人にとってはどうでもいいことなのです。

ビールの辛口も、この日本酒の辛口からヒントを得て、日本人になじみのある具体的な味をイメージできる言葉と組み合わせて、キャッチコピーに使ったことがはじまりでしょう。

日本酒やワイン、そしてビールは醸造酒とよばれ、原料となる穀物とその醱酵の過程で生成する成分が、香味のバリエーションをつくり出すといわれています。つまり、ビールも日本酒と同じ醸造酒ですから、糖度の変化から生じる基本的な味の構成は変わりません。だからビールの辛口は成立するわけです。本来、日本酒のつくり手がその香味のバリエーションを表現するのに使っていた言葉が、広くビールなどでも使われるようになったわけです。

もともと外国生まれであるビールの味の表現は、本来、日本人にはなじみのない言葉が使われていましたが、これをそのまま使っても消費者にはその味のイメージが伝わりません。日本酒ですっきり飲みやすい味を意味するように使われるようになった辛口という言葉を、ビールの香味表現に用いることで、メーカー側が意図した新しい味のイメージを定着させることができたわけです。

辛口のビールというと、今では、すっきり飲みやすく、でも水っぽくなく飲みごたえがある味という共通のイメージができあがっています。こういった新しい味を消費者にうまく伝えることによって、新たなジャンルの飲料開発ができるといっても過言ではありません。なかなか複雑で表現の難しい香味という価値を多くの人の心に刻みこむには、言葉のもつ役割は非常に重要なのです。

（永井 元）

64

ビールの最初の一杯はおいしいけれど、だんだん苦くなるのはなぜ?

ビールが苦手な人は、ビールの苦味が嫌いだといいます。でも不思議なことに、最初の一杯はおいしいと感じる人が多いようです。仕事が終わったあとの一杯、とくにそれが暑い日ならなおさらのこと、一杯目のビールはおいしいものです。誰もが、「あのとき飲んだ一杯のビールは最高にうまかった!」という経験をもっていると思います。

そのようなときの一杯は、単に「うまい!」というだけでなく、まさに快感であり、体全体で喜びを感じます。不思議なことに、ビールの苦味はほとんど感じません。むしろ炭酸の刺激といっしょになって爽快感を与えてくれます。

ところが、杯を重ねるにつれて一杯目のおいしさはなくなり、しだいに苦味が強く感じられるようになります。ビールの苦味を好まない人は、このあたりで日本酒などに切り替えてしまいます。

私たちが感じる感覚の大きさは、同じ強さの刺激でも、刺激を受けとる側、つまり生体の条件によって変わるのです。生体は複数の情報の中から、そのとき一番必要としている情報を選択的にキャッチし、些細な情報には目をつぶるという巧妙なしくみをもっています。これはもちろん脳の働きです。ですからビールの味も、体の状態によって変わるわけです。

のどが渇いているとき、体には水分が欠乏して、水を欲している状態にあります。このときビールを飲みますと、のどにある水を感じる神経（水線維とよばれる）が活動して脳に信号を送りこみます。脳の渇き中枢はこの信号を受けて、渇きが癒されることになります。面白いことに、のどの水線維は、ただの水よりもビールによって強く刺激されるという特徴があるのです。ですから、渇きが癒される度合いはビールのほうが大きく、とりあえず飲むビールは最高においしく感じるのです。こんなときには苦味の情報は無視されてしまいます。

体に水分が補給される効果も加わってのどの渇きが癒されてしまうと、ビールの苦味の情報は、嫌な味の情報としてとらえられるようになります。ですからビールを飲み続けると、しだいに苦味が増して感じられるため、最初の一杯のようなおいしさはなくなってしまうのです。必要な情報をより強く、そしてより好ましく感じるしくみは、ビールの味にかぎらず、広く認められる現象です。

（真貝富夫）

65

赤ワイン・白ワインがそれぞれ肉料理・魚料理に合うとされる理由は？

肉料理には赤ワイン、魚料理には白ワインが合うと経験的によくいわれています。

肉（畜肉）と魚（魚肉）の成分を比較すると、脂質（油脂）、飽和脂肪酸、コラーゲンの量は、肉のほうが魚より多いことが一般的に知られています。脂質は料理の風味を引き立てる重要な成分であり、なめらかな食感があります。飽和脂肪酸（室温では固体状態の脂）は料理の厚みや重さ感に影響をおよぼします。コラーゲンはタンパク質の一種で、畜肉や魚肉のかたさと関係し、料理の口あたりや歯ごたえに大きな影響を与えます。

肉料理に赤ワインが合う理由として、次のようなことが推測されます。

第一に、肉と赤ワインの色の取り合わせが見た目にもよいことがあげられます。

第二に、肉の脂質やタンパク質に赤ワインに含まれるタンニン（渋味成分で複雑性を与える）が結びつくため、肉を食べる合間にワインを飲むと、余分な脂質やタンパク質が口の中から取り除かれ、舌触りをさっぱりさせる効果があると考えられます。この際、赤ワインの味を特徴づける乳酸（穏やかな酸味を与える）、アルコール成分、香り成分が渾然一体となり、料理のおいしさを引き出しているようです。

第三に、肉の脂質やタンパク質に結びつくことによってタンニンの渋味がやわらぐため、ワイン自体もおいしく感じられるようです。

では、魚料理と白ワインが合う理由は何なのでしょうか。

多くの白ワインは、赤ワインにくらべて、タンニンをほとんど含んでいないので、タンニンが舌に残ることはありません。渋味もなく、複雑性も少ない白ワインの成分は、脂質の少ないさっぱり味の魚料理の味成分と、マッチしているようです。とくに、白ワインに含まれるピチピチした感じのリンゴ酸が、さっぱり味の魚料理を引き立て、魚料理と白ワインの双方をおいしくする例も見られます。

料理やワインのおいしさは、ヒトの五感と深く関わってきます。料理やワインの外観、色、香り、味、渋味、テクスチャーなどの口腔感覚のほかに、ヒトの心理、生理、経歴、環境状態などが相互に作用し、統合され、おいしさが形成されます。したがって、料理とワインの相性についても、これまでの経験則は尊重しながらも、型にはまらないようにすることが大切です。

（石橋徳雄）

66 ソムリエになるための訓練、いったい何をするの?

ソムリエは、レストランでワインを仕入れて貯蔵、管理し、お客の要望に応じてそれをサービスする人です。同時に、料理やワインの香りや味に対して鋭い感覚をもった専門家です。

ソムリエを目指す人は、くり返しのテイスティング(試飲、利き酒)によって、ワインの品質や特徴を評価する能力を高める訓練が必要です。この際、サンプルの内容を明示しないブラインド・テイスティングの訓練は、評価能力アップに効果があります。

まず、五つの基本味といわれる甘味、塩味、酸味、苦味、うま味の低濃度の水溶液の違いがわかるように訓練します。ときには、市販の香りや味のエッセンスのキットを使い、その香りや味の特徴を確認し、記憶していきます。

ワインのテイスティングでは、ワインの外観、香り、味などを、個人としての好き嫌いは別にして客観的に評価し、ワインの個性を把握し、そのワインの性格をいろいろな言葉で表現できるように訓練していきます。とくに、ワインを表現する用語は重要で、果物、花、香辛料などを連想させる用語のほか、文学的でロマンティックな用語もあります。

このことは、ワインは文化であるといわれる一面を反映しているようです。たとえば、ルビーのように澄んで輝いている赤ワイン、麦わら色で艶のある白ワイン、森の下草の香り、やわらかく角がとれたタンニン、絹のような、ビロードのようなのどごし、奥行きがあり温かみのある風味など、ワインがおいしく感じられそうな用語で表現する訓練をしていきます。

ワインの特徴をとらえるには、識別訓練が有効です。ワインのブドウ品種の特徴を確認するためには、個性の強いブドウ品種のワインを使います。とくに、白ワイン用品種のリースリングやゲヴェルツトラミネール、赤ワイン用品種のカベルネ・ソーヴィニヨンやシラーは強い個性のある香りや味をもっているため、入門編として適しています。

そのほか、同一ブドウ品種で生産国別（フランス、アメリカ、オーストラリアなど）のワインの識別、同一銘柄のワインでブドウの収穫年（ヴィンテージ）のみが違うワインの識別などの訓練は、ワインの評価能力を高めます。

ソムリエは料理とワインの相性についてもお客にアドバイスします。このため、料理の素材、調味料、香辛料、調理法に応じて生じる料理の香りや味の特徴を知っておくことは大切です。客がオーダーする料理に対して、ワインの個性や予算も考慮しながら、一応の目安として料理とワインの組み合わせをアドバイスできるように、料理の試食とワインのテイスティングをくり返し、舌と鼻の感度を高めるように経験を積んでおく必要があります。

（石橋徳雄）

67 おいしい日本酒ってどんな味？

醸造技術者が、技術面から「品質の優れた清酒」という場合には、「醸造学的に欠陥がないもの」という条件を満たしたうえで、原料米、醸造用水、醸造法の特徴が製品に表現されているか、「個人の嗜好を入れずに」評価しなければなりません。

したがって、醸造技術者がいう「品質の優れた清酒」が、必ずしも消費者個人のもつ「おいしいお酒」のイメージと一致しないことがあっても不思議ではありません。また、「おいしいお酒」の選択に個人の嗜好が関与する結果、Ａさんがおいしいという清酒を、Ｂさんがまずいということもしばしばです。

最近は、熟成した清酒よりも「しぼりたて」「生酒」といった酒質の若いものがおいしいといわれる傾向にあります。その中には粘膜を収斂させ舌触りのなめらかさを欠くものも見られます。舌触りのなめらかさを欠く清酒は、同時に口にする料理、肴との相性が悪いことが多く、「飲み物」として高い品質評価を受けることは難しいといえます。

清酒のおいしさは、口に含んだときに鼻に抜ける香りを含めて評価されます。香り成分としてカプロン酸エチル（E-Cap）を多量に含む大吟醸酒は、「フルーティーな香りの酒」として女性を中心に人気がある一方で、E-Capに起因する苦味が舌の奥の両側に長時間残存するため、一般に味に対する評価は決して良くありません。

総じて、現在、市場でおいしいといわれている清酒の多くは、エキス分やアミノ酸含量の少ない淡麗な味となっており、酸味も減っています。なお、多くの消費者は、「辛口」と表示されていても糖分を一～二％含む清酒をおいしいと感じるようです。

さらに、清酒を飲んだあとに口腔内に残る味ですが、甘味が多いと甘残りとなり、酸味が多いと酸っぱく、逆に少なすぎると味がぼけて張りがなくなり、いずれもおいしい酒とはいえません。また、アミノ酸含量が多いと舌の上にいつまでも不快な味が残るため、「味が汚い」と表現されます。ただし、生酛《きもと》、山卸《やまおろし》廃《はい》止酛《しもと》といった生酛系酒母による清酒は、酸味が強くアミノ酸含量が多いため冷酒ではあまりおいしく感じませんが、五〇～五三度Cの熱燗にすると味のバランスがとれておいしく飲むことのできるものが少なくありません。

清酒の味は、銘柄やタイプで異なるだけでなく、同一の清酒でも飲酒時の酒の温度、酒器、清酒といっしょに口にする肴、調味料、さらに飲酒時の雰囲気、体調、精神状態などにより、別の清酒と感じることがあります。いずれにしても清酒は嗜好品ですから、楽しく飲むことでおいしさは倍増するといえます。

（戸塚 昭）

酒の強さと男女差

アルコール飲料の好き嫌いを決める生理的要因として、アルコールを代謝する能力の差があげられます。

アルコールは、体内でアセトアルデヒド、酢酸を経て、二酸化炭素と水に分解されますが、日本人の約半数は、遺伝的にアセトアルデヒドを分解する酵素「ALDH2」の活性が弱いか欠けているため、少量のアルコールを飲んでも、アセトアルデヒド濃度が高くなります。

アセトアルデヒドは不快感をもたらすので、この体質の人は、そうでない人にくらべ、アルコール飲料を好みません。この体質の遺伝は、男女とは関係ありません。

しかし、同じ体質でも、女性は男性にくらべアルコール代謝能力が劣るとされています。この理由の一つは、女性ホルモンがアルコールの分解を抑制するためだといわれています。血液中にエストロゲンというホルモンの量が多いと、飲酒時の血中アセトアルデヒドの量が多くなることから、このホルモンは酵素の活性を抑えるように働くと推測されています。

ただし、女性のアルコール代謝能力が男性にくらべて劣るという事実は、動物一般にはあてはまらないようです。マウスでは、メスのほうがアルコールの代謝が速いという報告があります。

（梶浦英明）

基本解説 10

アルコールの味

アルコール飲料の種類と味

世の中のアルコール飲料をあげてみますと、ビール、日本酒、ワイン、ウィスキー、焼酎、ブランデーなど非常にたくさんの種類があります。これらはアルコール飲料とひとくくりにされてはいますが、実際に味わってみると、その味は大きく異なっています。この味の違いは、どこからくるのでしょうか？

酒種ごとの味の違いは、アルコール以外に溶けこんでいる微量成分によって決まっているようです。たとえば、ビールの苦味はホップの成分であるイソフムロンの味、日本酒やワインのほのかなうま味はアミノ酸の味であり、これらの成分の割合がほんの少しずつ異なることによって、その酒種や銘柄特有の味や香気を醸し出しているわけです。

こういった微量成分が原料の何に由来するかというと、ビールは麦、日本酒は米、ワインはブドウで、これらに醱酵菌が作用してできたものです。このような醱酵菌の直接作用だけでできたアルコール飲料のアルコール度数は、せいぜい十数%くらいまでで、さほど高くはありません。そこで、私たちの先人は、よりアルコール度数の高い飲料を作製する技術を見出しました。それが、蒸留とよばれるものです。

前述のビール、日本酒、ワインの原料である麦、米、ブドウを醱酵させたものを、蒸留によってアルコール度数を高めると、それぞれ、ウィスキー、焼酎、ブランデーという別の名前の酒になるわけです。

エタノールの味

さて、アルコール飲料独特の味は、溶けこんでいるアミノ酸などの微量成分によって決まっていることはお話ししましたが、どの飲料にも共通するアルコールそのものは、一体どんな味なのでしょうか?

化学的にアルコールという場合にはいろいろな種類がありますが、ここでお話しするのは、もちろん飲用アルコールであるエタノール（エチルアルコール）の味のことです。

エタノールの味をヒトの官能評価法で調べてみますと、濃度によってその味質に多少の差異があるものの、基本的には、苦味と甘味の両方を含んだ複雑な味であると報告されています。

筆者らは、エタノールをラットの舌にかけて、その味覚神経応答を調べてみましたが、やはり、甘味の神経と苦味の神経をとくに興奮させることがわかりました。また行動実験においても、ラットはエタノールを苦味と甘味の混在した味と認識しており、ヒトの官能評価法の場合と同様の結果が得られました。

この実験結果は、アルコールが甘味や苦味の受容体に結合している可能性を示しているものと思われますが、アルコールそのものが脂溶性であるため、舌の上皮組織や味細胞の細胞膜を通過し、神経そのものを直接刺激している可能性も考えられています。

新潟大学の真貝富夫助教授らは、咽頭部や喉頭部にある、味覚情報を伝える舌咽神経咽頭枝や上喉頭神経は、舌の前のほうの味を伝える鼓索神経にくらべてエタノールの味に非常に敏感に反応することを報告しており、この結果は、アルコールはのどごしで味わうという経験にもマッチします（項目62参照）。

また、いわゆるキレがよいといわれる酒は、その神経応答がさっとなくなり、のどもちがよいといわれる酒は、長時間神経を活動させるそうですから、こちらも私たちの経験とよくマッチしていますね。

（裕　哲崇）

IX

食材から見た味

68

エキスって何？

インターネットで「エキス」を検索してみると、イチョウ葉エキス、シイタケエキス、明日葉エキス、梅肉エキスなど多くの商品が紹介されています。どれも健康にかかわる商品ばかりです。なんとなく体によさそうな響きがありますが、エキスとはエキストラクト（extract）の略で、もともとはオランダ語、本来は「抽出物」の意味で使われています。

食品化学や調理学の分野では一般に、肉、魚、野菜などに含まれる成分のうち、水や熱水に溶け出してくる成分からタンパク質や脂質を除いたものをエキスとよんでいます。

食品のエキスの中にはアミノ酸、有機酸、糖、ミネラルなどが含まれています。一般にタンパク質や脂質自体には味がありません。つまり水や熱水に溶け出してきた成分からタンパク質や脂質を除いた成分は、まさに食品の味の中核をなす成分ということができます。エキス成分の組成を調べることで、食品の味を構成する味物質について理解することができます。

たとえば魚介類のエキスがあります。海にかこまれた島国の日本では、新鮮で豊富な魚介類が、日常的にさまざまな料理に使われてきています。また、世界に先駆けて一九五〇年代から、魚介類の味に関する研究が多くの研究者によって盛んに行われてきました。

呈味成分が調べられてきた魚介類およびその加工品には、アワビ、バフンウニ、ズワイガニ、ホタテ、アサリ、鰹節などがあります。鰹節の呈味成分を調べたところ、必要不可欠な成分として明らかになったのは、グルタミン酸、リジン、ヒスチジンなどのアミノ酸と、カルノシン、イノシン酸、クレアチニン、乳酸、食塩などです。これらが鰹節のエキス成分で、これらの成分を適当な濃度で混合した合成エキスで鰹節の味が再現できるのです。なお、カニのエキスについては項目28を参照してください。

次にトマトについて述べましょう。トマトの味をつくり出すのに大切な役割をしているのがグルタミン酸とアスパラギン酸です。しかも、この二つのアミノ酸が四対一の割合で含まれているときに、最もトマトらしい味になります。ほかのアミノ酸がなくても、この二つのアミノ酸と、有機酸と糖とミネラルがあれば、トマトの味を再現することができるのです。

エキス成分の分析をもとに実験室でつくられた再構成エキスは、無色透明の液体ですが、トマトの味がします。グルタミン酸が入っていないトマトエキスを味わってみると、甘味と酸味が強く、トマトの味を連想することはできません。何も知らずに味わった人からは青リンゴや梅ジュースのような味がするというコメントがかえってきます。

エキスの中に、どんな成分が、どのくらいの割合で含まれているかによって、いろいろな食品の味の基本がつくられているというわけです。

（二宮くみ子）

69

乾物からはなぜいい「だし」がとれるの？

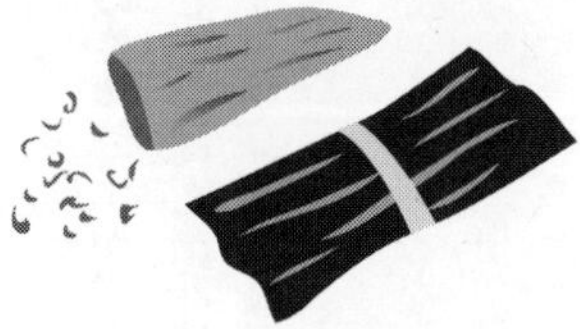

日本では、刺身や寿司ネタとして人気のアワビですが、中華料理では干したもののほうが珍重されます。だし昆布や煮干し、干し椎茸など、日本料理のだしの素材としても乾物類が多く使われています。

「干す」ことは、保存のための人々の知恵として古くからおこなわれてきました。余分な水分を乾燥によって取り除き、食材の腐敗を防いだのです。

味の点で見てみると、素材を乾燥していく過程で、素材そのものがもっていた酵素の働きによりタンパク質がアミノ酸に分解されます。もともと、タンパク質そのものには味がありませんが、タンパク質の構成成分であるアミノ酸には味があります。このことが新鮮な素材にはない乾物特有の味をかもし出す要因の一つと考えられています。

椎茸の場合には、乾燥過程で、もともと椎茸に含まれている酵素の働きでグアニル酸ができます。このグアニル酸は昆布のグルタミン酸、鰹節のイノシン酸と並ぶうま味物質として知られています。

このように、乾燥することによって素材に含まれていたうま味成分が凝縮されること、そして酵素の働きによりアミノ酸やその他のうま味物質が生じることなどによって、乾物特有の味がつくられていきます。鰹節では燻煙のような工程が入りますが、基本的には水分を極限まで取り除くことによって、うま味成分の含有率を高くしているのです。

素材に含まれている水溶性のタンパク質が乾燥中に変性することも、乾物の味を決める要因になっています。水溶性タンパク質とは、文字通り水に溶けやすいタンパク質のことで、新鮮な素材を調理したときには、このタンパク質がスープに溶け出して濁りや灰汁の原因になりますが、乾燥過程でこの水溶性タンパク質が変性し、スープの中に溶け出しにくくなります。つまり乾物は濁りや灰汁の原因になるものが生の素材よりも少なくなっています。

このような乾燥中に起こる変化によって、乾物は長期間の保存が可能になっただけではなく、乾物特有の味がつくられ、しかも調理の際「短時間」でうま味が引き出せるという利点も生み出されるのです。

（二宮くみ子）

70

肉の「食べごろ」には、どんなうま味成分が増えてくるの？

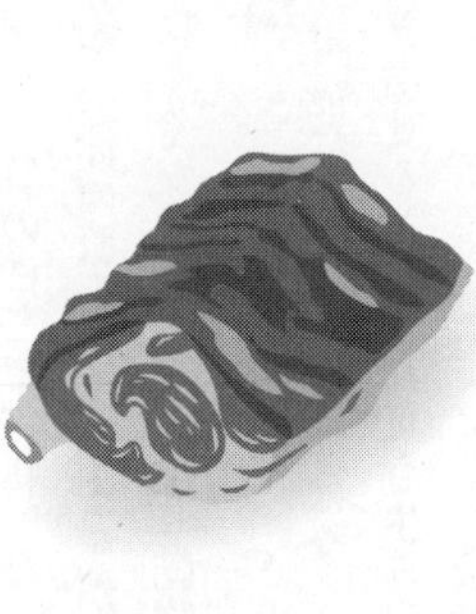

牛、豚、鶏などの肉は、屠畜直後はやわらかく弾力性に富んでいますが、やがて死後硬直を起こし、肉はかたくなり水分も失われていきます。

この肉を、〇度Cから四度C程度の低温で貯蔵し、熟成させることで、動物の「筋肉」は「食肉」になります。屠畜三時間後の牛肉（筋肉）をステーキにしても、酸っぱくて渋みがあり、おいしくありません。

肉の味を構成しているものには、アミノ酸、ペプチド（アミノ酸が二つ以上つながったもの）、糖、有機酸、ミネラルなどがあげられますが、とくに肉の味にとって大切な役割をしているのはグルタミン酸とイノシン酸のうま味です。

熟成期間中には、動物の筋肉に含まれていた何種類ものタンパク質分解酵素の働きで、徐々にタンパク質が分解され、ペプチドやアミノ酸が増えていきます。このアミノ酸の中に、とくにうま味物質として肉のおいしさに貢献するグルタミン酸があります。また、動物が生きているときにエネルギー物質として筋肉に蓄えていたＡＴＰ（アデノシン三リン酸）も、酵素の働きにより、ＡＭＰ（アデノシン一リン酸）を経て核酸の一種であるイノシン酸に変化していきます。

熟成期間中にできてくるグルタミン酸やイノシン酸などのうま味物質の増加するようすを調べてみると、肉の食べごろと、二つのうま味成分の量がピークになる時期が、ほぼ一致しています。鶏で半日、豚で二～五日、牛で一〇日程度が、ちょうどよい熟成期間といわれています。

この期間をすぎると、イノシン酸はさらに分解されてヒポキサンチンという苦味のある物質に変化します。こうなると食べごろを通りすぎて、肉はまずくなってしまいます。

熟成期間中に増えるグルタミン酸とイノシン酸は、相乗効果で肉のうま味を強めます。また、グルタミン酸以外のいくつかのアミノ酸（グリシン、アラニン、プロリン、セリンなど）には、グルタミン酸とイノシン酸によるうま味を増強する役割があります。熟成期間中に増えるうま味成分は、肉のうま味を強めるだけでなく、肉様の風味も増強させます。

肉のおいしさには、うま味物質を中心にアミノ酸やペプチドなど多くの物質の相互作用が関与しているのです。

（鳥居邦夫、二宮くみ子）

71

魚は新鮮なほどおいしいの？

魚は種類が多く、タイやヒラメのような白身魚のほかにも、ブリ、サバ、カツオ、マグロなどの赤身魚もあり、それぞれ特有のおいしさをもっています。また、魚にはさまざまな栄養素が含まれていて、「体によい」と子どもの頃から食べることをすすめられたものです。

一般に、魚は鮮度が落ちやすいので、できるだけ新鮮なうちに食べたほうがよいといわれます。牛肉や豚肉のように、食べる前に熟成期間をおいたりはしません。それでは、魚は新鮮であればあるほど、食べたときにおいしいのでしょうか。

最も新鮮な刺身は「活け造り」だといわれ、これは魚を締めてただちに食べるものです。残念ながら、このような刺身はコリコリとした食感をもってはいますが、けっしておいしいとは感じ

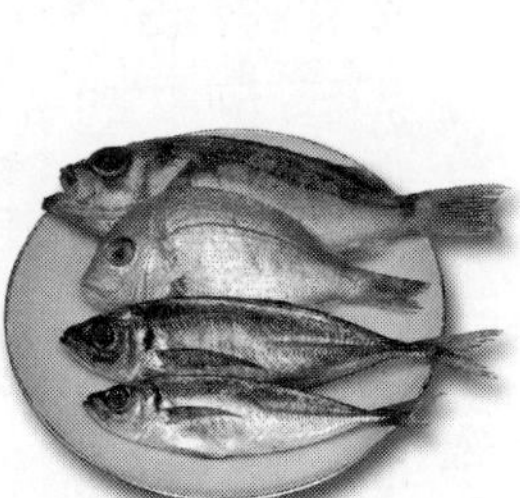

られません。

刺身の食べごろは、魚の種類、締め方、貯蔵温度などによって違いますが、数時間から一日ほどあと、ということになります。いずれにしても、締めた後すぐに食卓にあげるよりも、しばらく寝かせてから食べたほうが、うま味があっておいしいのです。これは短期間の熟成といえます。

魚のうま味成分は、主にアミノ酸の一種であるグルタミン酸と核酸の成分の一種であるイノシン酸です。グルタミン酸のほうは、食べごろになってもあまり増えることはありません。食べごろになると、タンパク質が分解されてグルタミン酸のようなアミノ酸がどんどん増加してくると思われがちですが、実際にはほとんど増減しないのです。

一方、イノシン酸は、魚がまだ生きているときは、肉の中にわずかしか含まれていませんが、死後に猛スピードで増えてきて、食べごろになると多量にたまってきます。イノシン酸は、ほんの少しだけ増えても、グルタミン酸との間に相乗作用がおこって、はるかに強くうま味を感じるようになります。

食べごろをすぎると、肉がやわらかくなったり、いくぶん魚臭が感じられるようになってきますが、腐敗していないかぎり煮たり焼いたりしておいしく食べることができます。多くの魚は、腐敗直前でもかなり多量のグルタミン酸やイノシン酸が肉の中に残っているからです。獲れた魚は有効に利用したいものです。

（坂口守彦）

コラム●10

「うま味」と「UMAMI」

今から約100年前（1908年）、池田菊苗が、昆布だしの味を決めている成分がグルタミン酸であることを発見し、この味を「うま味」と命名しました。これは池田の論文の中に記載されています。

その後、池田の弟子の小玉新太郎がイノシン酸を、ヤマサ醤油研究所の国中 明がグアニル酸を、それぞれ鰹節、干し椎茸のうま味成分として発見しています。

1980年代に入り、当時のうま味研究をリードしていた日本人科学者たちが集まり、グルタミン酸、イノシン酸、グアニル酸などによる味の名称について検討した結果、おいしさを表現する「旨味」とは区別し、そして発見者である池田の命名を尊重し、「うま味」（英語ではUMAMI）とよぶことが合意されました。

1985年にハワイで開催された第1回うま味国際シンポジウムで、「うま味」そして「UMAMI」は、名実ともに正式な学術用語として認められました。その後、『ニューヨーク・タイムズ』や『ワシントン・ポスト』などでもUmami研究の内容が紹介されるなど、今ではBonsai,Tsunamiなどとともに、国際語になった日本語として世界で市民権を得ています。

最近ではニューヨークに『Umami Café』、ロンドンにはUmamiメニューを出すレストランがあるなど、おしゃれなイメージでも使われています。（二宮くみ子）

X

味の雑学

72

えびせんはなぜ止まらない？

たしかに、えびせんは食べ出したらなかなか止まりませんね。食べ終わっても、また欲しくなります。えびせんのエビのうま味とせんべいのデンプン質、適度な塩味の取り合わせには止められないおいしさがあるようです。

この止まらない原因の一つのヒントとして、うま味とデンプンの組み合わせが強い興奮をもたらすという実験結果があります。マウスの行動実験の中に執着を判別する方法がありますが、うま味とデンプンの混合液に対して、マウスは強化効果とよばれる執着行動を起こします。いったんおいしさを覚えたら、止められなくなるわけです。

これが極端に強く現れたものが、モルフィネなどの薬物中毒で見られる執着や依存性ですが、食品では非常に弱いもので、もちろん心配はありません。しかし、メカニズムは同じと考えられます。この執着行動を起こす脳内物質の本体は、ドーパミンとよばれる神経伝達物質であるという説が有力です。

非常に肥満した女性を対象にしたアメリカの実験で、彼女らがスナック類に執着をもっていることを示したものがあります。しかも、薬物中毒を緩解する物質を投与することによって、スナック類に対する執着が低下しました。スナック類がやめられないことは、薬物中毒と似ていることを示しています。この実験は、スナック類が病的に好きな特殊な人間を対象にしたもので、一般の人にあてはまるかどうかは明らかではありませんが、興味深い実験です。

止まらないのはえびせんだけではありません。ポテトチップスやチョコレートやケーキもなかなかやめられません。じつは、うま味とデンプンのほかに、脂や、砂糖の甘味に対しても同様の行動が観察されます。このような行動は、動物が良質の餌を口にしたときに起こる報酬効果、つまり、自分へのご褒美と考えられます。生きてゆくうえで重要な本能です。良質の餌が得られた本能の快感ですから、止まりません。本能はどんどん食べろと命令しているのです。

エビの風味やだしのうま味はアミノ酸とタンパク質の信号であり、デンプンは血糖やカロリーを供給する重要な物質です。脂や砂糖も貴重なカロリーの信号です。えびせんや砂糖や脂肪は、本能の要求にしたがったご褒美としての、特別なおいしさをもっている食品と考えられます。

このような、特別なご褒美のおいしさは、飽食の時代の人間にとって、おいしすぎる食品、食べすぎてしまう食品となってしまいます。止められないおいしさは、まさに、両刃の剣なのです。

（伏木 亨）

73

マヨラーはなぜマヨネーズがあんなに好きなの？

マヨラーというのは、最近出現した、マヨネーズを異常に好む人たちの呼び名です。そうめん、刺身、ラーメンなど、何にでもマヨネーズの味がしないと満足できないほど執着しています。個人のマイ・マヨネーズをキープできるマヨラー御用達のレストランまであるそうです。

マヨネーズの成分は六五％以上が油ですから、大量に使用すれば大量の油を摂取することになります。油には依存性があることが、マウスなどを用いた動物実験によって明らかになっています。条件づけ位置嗜好試験とよばれる、薬物依存などを判定する装置によって、マウスには油に対する依存性が観察されています。もちろん、薬物中毒ほど強いものではありませんから大騒ぎするほどのことはないでしょうが、薬物中毒と類似の現象であることは明らかです。マヨネーズ中毒は、油中毒である可能性が高そうです。

油に対する執着については、最近研究が進んできました。依存性のあるモルフィネは、脳の中でβ-エンドルフィン受容体という部位に作用しますが、脳ではモルフィネとまったく同じ作用をするβ-エンドルフィンという物質がつくられているのです。β-エンドルフィンは快感をもたらす物質ですが、この受容体をブロックする薬品をマウスに投与してβ-エンドルフィンを働かなくすると、油に対する執着は緩和されます。つまり、油のおいしさは、麻薬であるモルフィネを摂取するのと同じ快感なのです。もちろん、麻薬よりもずっと弱い快感ですが。

また、依存性の行動に深く関わる脳内物質であるドーパミンの作用部位を同じく止めてしまうと、やはり執着行動は起こりません。マヨラーにとってマヨネーズは一種の本能の快感であるということも可能です。油はカロリーが高いので、本能が執着を起こすことは当然です。この点については、項目72でも触れています。

いったんマヨネーズの油に執着すると、マヨネーズの酸味や卵の風味などすべてが油を想起させる信号として働くと考えられます。しかし、このような強い嗜好が特殊であるとはいえません。たとえば、日本人は醬油の風味に中毒していると外国人は指摘します。何にでも醬油をかけたがる日本人の食行動は、外国人から見たらマヨラーとさほど変わらないのです。

醬油の風味は、アミノ酸やタンパク質、あるいは良質の食材を想起させる信号であると考えられます。外国にはそれぞれ特有の好まれる風味があります。はっきりした研究はまだありませんが、このような特定の風味に対する強い嗜好は、それをたよりに動物が良質の食べ物を認識した本能のなごりかもしれません。マヨラーの場合は、それがあまりに高カロリーであるという点と、これまでの食の伝統からあまりに逸脱している点が問題なのでしょう。

（伏木 亨）

74 子どもの好き嫌いは遺伝で決まる?

幼児の食べ物に対する好き嫌いは親に似る場合が多々ありますので、遺伝なのかどうか気になるところです。結論からいうと、遺伝によるものとよらないものがあります。

遺伝によらない場合とは、親が自分の食べ物の好き嫌いを意図的ではなく、子どもに押しつけてしまう場合です。親も人の子ですから、自分の好きなものを優先的につくって子どもに与えがちになりますし、自分の嫌いなものはつくりたくないものです。一方、幼児は与えられたものを食べるだけですから、自然と親の好きなものは食べる機会が多く好きになりますが、親の嫌いなものは口にする機会がほとんどなくなり、いわゆる食べず嫌いになってしまうのです。

ある調査研究によると、生後一年未満の男女児の好き嫌いは、母親と似ていて父親とは似ていないこと、また幼稚園児の好き嫌いについても、とくに母親との一致度が大きいという結果が得られました。すなわち、幼児の食嗜好形成には、実際に食事をつくる母親の影響が大きいことがわかります。

一方、遺伝的要因によって好き嫌いが影響を受ける場合もあります。一つには、性格の遺伝です。こだわり癖、自己中心的性格、何にでも好奇心を抱く、気難しい、などの一般的な性格は遺伝するとされています。数多くの種類の食べ物に対する好き嫌い、選り好み、こだわりといった行動は、親から受け継いだ性格によって影響を受ける可能性があります。

科学的にはっきりしている味覚の遺伝に、フェニルチオカルバミド（ＰＴＣ）やプロピルチオウラシル（ＰＲＯＰ）に対する感受性があります。これらの化学物質は健常な人には苦い味がするのですが、劣性遺伝により、生まれつき感じにくい人がいます。しかし、このような物質は日常の食生活で口にすることはありませんので心配することはありませんし、他の苦味物質は正常に感じることも知られています（ＰＴＣについては項目79も参照）。

ＰＲＯＰについては、その苦味をふつうの人にくらべてより強く感じる過敏な人（スーパーテイスターといいます）がいて、やはり劣性遺伝するといわれています。このような人は、苦味を呈する野菜を嫌ったり、マヨネーズ、チーズ、チョコレートのようなクリーム状の感覚に敏感になり、避ける傾向にあります。また、トウガラシ、コショウ、ショウガ、エタノールなどによる刺激感を非常に強く感じます。スーパーテイスターは、舌の茸状乳頭の数が多いので、味蕾数も多く味に敏感になることと、味覚以外の感覚を伝える三叉神経の分布も非常に密なので、刺激をふつう以上に過敏に感じてしまうからです。したがって、このような食べ物や食品に対して過敏で嫌悪感をもつ人には、遺伝的要因が関与している可能性があります。

（山本　隆）

75

母の味はなぜおいしい？

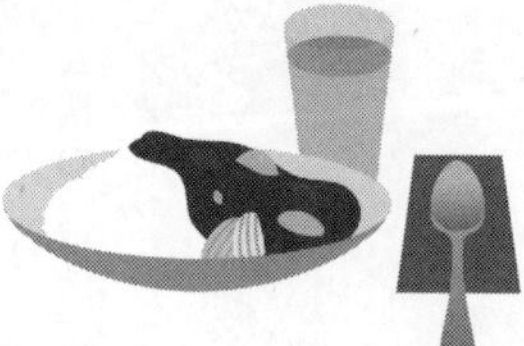

食べ物の好き嫌いの調査をすると、「ハンバーグが好きでいろんな店で食べますが、やはり母親のつくるハンバーグが一番おいしくて好きです」と答える人や、「カレーライスはやはり家でお母さんがつくってくれるのが一番おいしい」と答える人がいます。

これらは一般に「おふくろの味」ともいわれます。おふくろの味とは、物心ついたころにはすでになじんでいた母親の味、家庭の味をいいます。ということは、おふくろの味がどのような食べ物なのか、どのように調理してあるのか、どんな味つけなのかは、各家庭で異なっていて不思議ではありません。

共通していることは、その料理は、優しく愛情深い母親がつくってくれたものであり、その人にとってはおいしい食べ物だということです。その味は、優しい母親像といっしょに脳にしっかりと記憶されていますから、「おふくろの味」は心休まる家庭の味、懐かしい味、子ども時代や故郷を思い出させる味、そして愛情豊かな母親の味でもあります。

好きな食べ物ができる最も基本的な要因は、小さいころから食べ慣れていることです。物心つくころにはもうその味を知っているとしたら、脳の発達過程で脳細胞がその味を覚えこんでしまう、いわゆるインプリンティング（刷り込み）された状態になっているのです。そうなると、それ以外の味に対して違和感を感じ、なじめなくなります。

インプリンティングというのは、生後まもなく経験したことが、成長後の生理機能や行動に永続的な影響をおよぼすことをいいます。よく知られているのは、アヒルやカモの子が母親のあとをついて回る行動です。これは生後はじめて見た動くものについていくという習性であり、ある時期（臨界期）をすぎると獲得できません。

ただし、味覚の場合は、生後すぐにたった一回の経験をさせるだけでは、長期にわたる嗜好性は獲得できないとされています。臨界期があるにしても、生後数年先であり、その間にくり返し経験を積むことによりインプリンティングの状態になるものと思われます。

動物でも、小さいころから食べ慣れたものは成長してからも好きな食べ物になります。これは実験的にも検証できるのですが、母の手づくりの味についての実験は動物では不可能です。母の味をおいしく感じる心境は、動物にはわからない人間だけのものかもしれません。（山本 隆）

基本解説 11

食べ物が好きになる学習、嫌いになる学習

食べ物に対する好き嫌いの意義

食べ物を何でも好き嫌いなくよろこんで食べることに異論を唱える人はいないはずです。残すことはもったいないという倫理的、教育的観点からも、体の発育、成長、そして活動のために必要なものを食べ物からとるという栄養学的観点からも当然のことです。

もちろん「何でも」食べるといっても私たちの体にとっていいものを食べるのであって、腐敗物や毒物などは避けなくてはなりません。私たち人間を含むすべての動物は、栄養価や毒性の知識がなくても食べて生きていけるのですが、その基本となるところは、おいしいものなら好んで食べ、まずいものなら嫌って食べないということです。

おいしいものは体にいいもの、まずいものは体に害を与えるものというのが長い進化の過程で身につけてきた食行動の原則です。しかし、それほどおいしくもないけれど、まずくもないという食べ物もたくさんあります。雑食性の動物は、いろんなものを警戒しつつ口に含み、飲み込むのですが、それが体にとって有益なものなら、その物質の味やにおいを手掛かりにして好きな食べ物のレパートリーに入れます。反対に体調を悪くするものなら嫌いな食べ物のレパートリーに入れるのです。つまり、好き、嫌いは食べ物を選択する際に有効に働くガイド役なのです。

食べ物の好き嫌いの成り立ち

食べ物の好き嫌いを決定する最も大きな因子は食べたときの快感、不快感です。食べるたびに快感を伴うと好きになり、逆に不快感を伴うと嫌いになります。

食べたときの快感の代表はおいしさです。おいしいものは好きになりますが、おいしさ以外にも次節に述べるような異なった種類の快感があります。逆に、まずいものは嫌いになりますが、まずさ以外の不快感もあります。

食べ物の好き嫌いは、食べ物の味やにおいの感覚と、摂取後の快感、不快感との結びつきで生じる連合学習がもとになっています。

好きになる学習

食べるたびにおいしいと感じればその食べ物を好きになります。これは繰り返しの経験を学習した結果で、食物嗜好学習とよばれます。

おいしさ以外に快感、あるいは好ましい感情と結びつく事例として、私たちの調査研究で示されたものに、病気で入院しているときに食べたものが好きになったというものがあります。悪かった体調が治療とともに回復する過程で摂取した食べ物が好きになったということですが、これは、その食べ物の味やにおいと体調の好転を連合学習したことによるのです。

また、家でお母さんと一緒に料理を作ったとか、一家団欒、お祝い事、誕生パーティーなどの楽しさや嬉しさ、母親の手作りの味といった豊かな愛情と結びついた食べ物が好きになるのも食物嗜好学習に含めることができます。

嫌いになる学習

あるものを食べたあとで不快な経験をすると、その食べ物のにおいや味と不快感を結びつける学習が成立し、以後この食べ物を嫌いになります。この学習のことを食物嫌悪学習といいます。

最も一般的な不快感は、味、におい、嚙み心地などがとても嫌な場合に生じます。これとは別に、食後に吐き気や嘔吐を伴い体調が悪くなると、たった一回の経験で長く強く持続する嫌悪を獲得します。からだを危険物から避けようとする防御反応と考えられます。
食べたくないものを無理に食べさせられたとか、鶏や魚をさばいているところを見て気持ちが悪くなったとかの不愉快な思いと結びついた場合も、その食べ物が嫌いになってしまうことが多々あります。

食べず嫌い

実際に食べたことがないのに嫌いな食べ物だと決めつけることを食べず嫌いといいます。食べず嫌いの代表的な食べ物に納豆があります。その理由をたずねると、においが嫌だから、ネバネバして気味が悪いから、といったことで、実際には食べたことがないのに嫌いな食べ物のリストに入れてしまっている人がいます。思いきって口にしてみるとおいしさに気付いて意外と好きな食べ物に変わる可能性もあります。

（山本　隆）

76 米のおいしさはどう測る？

米の味――これが現代科学をもってしても、なかなか解明が難しいのです。というのも、味以外の要因であるテクスチャー（歯ざわり、舌ざわり）や、長い、短いといった見た目が、おいしさに大いに関わっているからです。これらの要因がおいしさへ貢献する割合は、白飯では、テクスチャーが三〇％を占め、味や香りは合わせて二〇％にすぎません。実際、日本人は弾力や粘りのある白飯をおいしいと感じますが、フランス人は逆にぼろぼろして一粒一粒がくっつかない白飯をおいしいと感じるそうです。

米のおいしさは一般に、外観、香り、粘り、かたさ、味、総合評価の六項目で評価されています。この中でも、味は実際、定量的な評価が最も難しい部類に属しているのです。他方、味の項目を除く五項目については、測色色差計、ガスクロマトグラフィー、テクスチュロメーターなどといった、従来からの分析化学的手法があります。

そこで、米を粥状にして味覚センサーで測定してみました。その結果から味の地図（テイストマップ）をつくってみると、このテイストマップ上で、産地の違う国産米（コシヒカリ）が近い位置にまとまり、他方、輸入米もまた別の場所にまとまったのです。つまり、それぞれが個別のグループをつくりました。国産米と輸入米はやはり味が違うのです。テクスチャーや見た目以外に、品種により、味にも歴然と差があるのです。ただし、図からもわかるようにオーストラリア米は日本の米に味が近いといわれています。

また、近赤外分光法という光を使った方法で、米のおいしさを評価することもできます。コンパクトな価格二〇万～一五〇万円程度の食味分析計がいくつか販売されています。この装置は、米をほとんど粉砕せずに粒のまま測れます。粘りやかたさなどの評価はできませんので、一〇〇％ではありませんが、人の感じるおいしさを、ある程度は数値化することができます。

このように、米のおいしさも客観的に測れる時代になりました。魚沼産コシヒカリはなぜうまいのか、に答えることができるのです。それは、味、香り、テクスチャーそして見た目が総合的に優れているからといえそうです。

（都甲　潔）

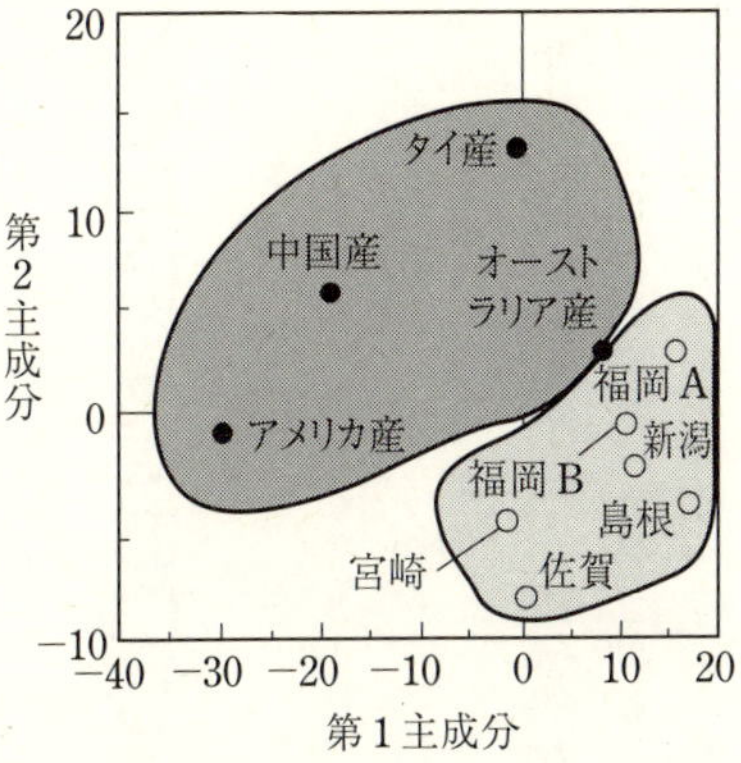

図13　米のテイストマップ
味覚センサーでの測定結果による。

77

松阪牛はなぜおいしい？

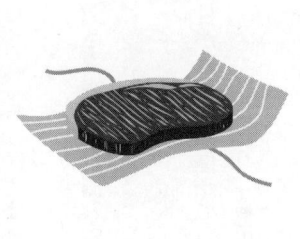

牛肉のおいしさは、牛の遺伝的な素質と飼育方法に依存します。松阪牛のような銘柄牛は、他所である期間飼育された遺伝的に素質のよい素牛を選び、穀類、豆類、ごま油など、栄養分の多い濃厚飼料を与えて、ふつうより長い期間をかけて肥育したものです。肥育技術に地域独特の秘伝や秘法があるため、肥育した地名でよばれます。

松阪牛と名乗るには条件があります。素牛は黒毛和種という種類で、兵庫県但馬地方産であること、三重県の雲出川《くもず》と宮川の間の飼育農家で飼育されたこと、牝で無経産であること、三年間飼育されていることです。ビールを飲ませたり、焼酎をかけてマッサージするなど、至れり尽くせりのサービスはよく知られています。

こうしてできあがる松阪牛の特徴として、まずあげられるのは、霜降り（サシ）といわれる脂肪交雑です。鮮やかな赤い筋肉の間に白い脂肪が鹿の子状に細かく交雑し、芸術品といえるほどみごとです。薄切りにして皿に盛りつけたものは、見るからに食欲をかき立てます。調理しても肉が収縮せず、やわらかく、ジューシー（多汁性）で、とろけるような食感を与えます。脂肪は加熱したとき、糖とアミノ酸が引き起こすアミノカルボニル反応に関与して、和牛独特の甘い香りを引き起こします。

脂肪の交雑量が多いと赤身が少なく、アミノ酸やイノシン酸などのうま味成分が相対的に減ると思われるかもしれませんが、脂肪に置き換わるのは主に水分ですから、限度を超えなければあまり影響しません。

牝牛は牡牛より筋肉の線維が細くてきめが細かいのはヒトと同じです。牝は獣臭も強くありません。松阪牛は完全に成熟するまで飼育されているため、肉に噛みごたえがあり、噛むほどに味がでます。

松阪牛をおいしく感じる背景には伝統の食文化があります。霜降り肉も霜降り嗜好も、わが国独特のもので、欧米では赤身が好まれています。欧米では塊で焼くか煮込むのが一般的ですが、わが国の牛肉料理の原型は牛鍋にあり、すき焼きや、しゃぶしゃぶのように薄切りで短時間の加熱が基本です。薄切りのため融点が高い牛肉の脂肪も溶けやすく、肉も収縮しないでやわらかく食べられます。ネギ、椎茸、豆腐、シラタキなど豊富な植物性食品といっしょに食べることで、高い脂肪交雑であっても味のバランスがとれます。
また、肉のうま味成分と野菜、茸などのうま味成分の間に相乗効果が働くので、うま味が飛躍的に増強されます。とくに、アミノ酸に富む醤油の香りは牛肉の香りとマッチし、グルタミン酸が肉のうま味を引き立てます。銘柄牛はこういった食べ方によく合うように伝統的につくり上げられてきたものです。おいしい松阪牛が食べられるのも、そのおいしさを感じることができるのも、伝統と文化のおかげといえます。

（山口静子）

コラム●11

関サバ、関アジのおいしさ

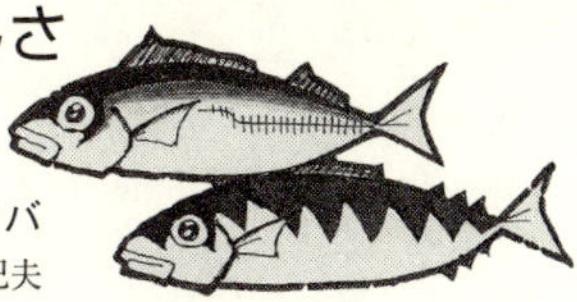

上・関アジ　下・関サバ
イラスト／東 布紀夫

大分県佐賀関町から出荷される関サバ、関アジは、今やブランド魚として日本中に知られています。ただ、魚種という点では、日ごろよく見かけるサバ（マサバ）やアジ（マアジ）にすぎません。

正真正銘の関サバ、関アジとは、豊後水道の特別の場所（速《はや》吸《すい》の瀬戸）で漁獲されるもので、身がしまり刺身で食べられるところにその特徴があります。一本釣りにより、魚体をあまり傷めず、その刺身は特有の歯ごたえをもつのです。

獲れた魚は活け締め（延髄破壊）にされ、その後、5℃程度の低温で流通し、硬直まえに販売されます。これでコリコリとした食感を長もちさせることができます。硬直に入ると、魚は一般にそのような食感が弱くなるからです。家庭の食卓に上がる時間を見はからって魚を締め、出荷しているのです。

関サバの脂肪含量は年間をとおして2～7%で、一般のサバのように10%を超えることはないといわれています。ほのかな甘味があり、いつ食べても脂ぎることなく、あっさり上品な味とされる理由は、このあたりにあるのかもしれません。

関アジは、関サバと同じように刺身で食べると、特有の強い歯ごたえをもっています。体長30センチメートル、体重500グラムを超える大型ぞろいだということも、その特色となっています。

（坂口守彦）

78

世界中どこでも、主食はなぜみんな食べ飽きないの？

主食とは、食事の中で、それを主として食べていればカロリーや栄養素がほぼ満たされるものをいいます。すなわち、米、麦などの穀物や、それらからつくった餅、麺類、パンなどです。芋類やある種の果物も、デンプンや種々の栄養素を含んでいるので主食としている国もあります。

何が主食となるかは、その土地で何が最も豊富に生産され、しかもカロリーを含み、栄養素のバランスも保たれているかによって決まります。その点、穀物は理想的な主食ですが、地域によってはて充分生産されないところもあり、そういったところの人たちを、農耕民族に対して牧畜民族といいます。牧畜民族は肉と野菜を主とし、パンを少々とるような食事ですから、主食とか副食とかの概念があまりありません。

さて、農耕民族の主食、つまり日本人でいえば米ですが、それをなぜ食べ飽きないのでしょうか？　日本人は昔から米を中心にした食事をしてきたので、米をおいしく思い、その含有成分を効率よく活用する体質になっているというのが一つの答えです。

食事をするのは空腹のときです。胃の中が空になり、血糖値も低下しています。咀嚼された米が胃を満たし、小腸で分解され、吸収された糖分により血糖値が上昇し、活力がよみがえることは快感です。つまり、食事のたびに快感を覚える米を嫌いになるはずはありません。

米そのものは穏やかな味をもっていて、けっして単独で食べても食欲をかきたてるほどのインパクトをもっていません。つまりおいしい味つけをした副食とともに食べることにより米をたくさん食べることができるのです。したがって、ごはんを食べるときはいつもおいしい味覚がともなうわけですから、私たちの体としては、ごはんはいつもおいしいと判断するわけです。

米はブドウ糖が連なってできているデンプンが主成分ですから、消化酵素で分解されてブドウ糖すなわちエネルギーのもとになります。必須アミノ酸も充分含んでいます。しかし、必須アミノ酸の一つであるリジンだけが必要量より少ないので、これを豆類で補えば栄養学的にも満点となります。つまり、米と納豆だけを食べていれば、それだけで私たちは生きていけるといっても過言ではありません。

でも、毎日毎日食事ごとに納豆とごはんでは想像しただけでも食べ飽きてしまうとは思いませんか? カロリーや栄養素が満たされるだけではなく、やはりおいしい副食とともにごはんを食べるからこそ、飽くことなくごはんをおいしく食べることができるのです。

（山本 隆）

79

味覚の感度に人種差はある？

味覚の感度について人種差があるとして知られているものに、フェニルチオカルバミド（PTC）という苦味物質があります。この物質は、多くの人にとっては非常に苦いのですが、一部の人はまったく味を感じないか弱くしか感じません。

このことを発見したアメリカの化学者、フォックスは一九三二年の論文で、そのいきさつを書いています。あるとき、研究に必要な多量のPTCを準備し、それを瓶に移していたら、その粉末が宙をただよいました。すると、そばにいた同僚がその粉末は苦いと文句をいったのです。しかし、もっと近くにいたフォックスは何の味も感じなかったことから、同僚に何度もたしかめ、さらにいろいろな人について調べた結果、かなりの人がこのPTCの味を感じないことがわかりました。その後の研究で、まったく味を感じない人のほかに、閾値（味を感じる最低濃度）がとくに高い人も多くいることがわかっています。

フォックスは、PTCの味をまったく感じない人を英語でノン・テイスター（non-taster）とよび、日本語では「味盲」と訳されていましたが、この訳語では、まったく味がわからない人という印象を受けてしまいます。このような人であっても、苦味の代表であるキニーネをはじめ、甘味、塩味、酸味などの感度はふつうで、食品の味がわからないということはないので、「ＰＴＣ非感受者」と訳すべきでしょう。

ＰＴＣ非感受者の割合は、人種によって異なることがわかっています。ある報告では、日本は一三・一％、台湾は六・八％でした。また、ハンガリーのロマ族は三九・三％、それ以外のハンガリー人は二六・四％という報告もあります。ＰＴＣ非感受者は、コーカソイドにはじまり、劣性遺伝によって全世界に広がったといわれています。なお、ＰＴＣ非感受者は、ＰＴＣが特異的に結合する苦味受容体を遺伝的に欠損している可能性があります。

ＰＴＣ以外の味覚の感度について人種差があるかどうかはあまり調べられていません。食環境が非常に異なる人々（人種）について、閾値が異なったという報告もありますが、それは食環境が大きく影響したためであると考えられています。

日本人がよく知る鰹節のだしの味を、あまり知らない西欧人と比較したところ、感度の差は見られませんでした。ところが、何の味かと聞くと、日本人はうま味やだしの味と答え、西欧人は薄い塩味、魚、知らない味、味がないなどと答え、違いが表れました。そうめんのような食品としてのおいしさになると、その違いがもっと顕著に見られました。味のとらえ方については、人種というより食習慣や食文化の違いがかなり影響するようです。

（斉藤幸子）

味覚障害

味覚障害とは?

味の感じ方に何らかの異常を自覚して病院を訪れると、障害の程度を客観的に調べるための味覚検査を受けることになります。味覚の臨床検査には、各種濃度の基本味液を口の中に入れて味を答えさせる全口腔法、舌や軟口蓋の一定の部位の味覚を測る濾紙ディスク法、そして、電気味覚計を用いて舌を刺激し、生じる味を答えさせる電気味覚検査法があります。

自覚症状やこのような味覚検査法をもとに味覚障害と診断された人の症状はさまざまです。一番多いのは、味が薄くなった(味覚減退)、味がまったくわからない(味覚消失)という症状ですが、口の中に何もないのに始終苦味あるいは渋味がしている(自発性異常味覚)とか、特定の味、たとえば甘味だけがわからない（乖離性味覚障害）、甘いものを苦く感じる（異味症）と悩む人もいます。さらには、食べるといつも嫌な味がするので食べられない（悪味症）という人もいます。味覚障害に悩む人の中には、口が乾く、舌がヒリヒリする（舌痛症）という症状をあわせて訴える人もかなり見られます。

味覚障害の起こり方

味覚障害の起こり方は七通りあります（次ページ図14）。

・熱いものを食べたあとや舌炎を起こしたとき。
・舌に苔がついたり、唾液が少ないとき。
・味を感じる味細胞の働きが悪くなったとき。このタイプが実際に最も多く、とくに食べ物の中の亜鉛というミネラルの欠乏が原因。
・味覚情報を脳に伝える神経の障害。抜歯のときの麻酔、中耳や扁桃の手術後にまれに起こる。
・風邪で鼻がつまったとき。「食べ物の味がしない」と感じる（風味障害が起こる）。入れ歯をしてから味が変わった、まずくなったとの訴えは、舌ざわり、歯ざわりの変化によるもので、味覚は何ともないことが多い。
・うつや神経症にかかったとき。とくに若い女性に多い。

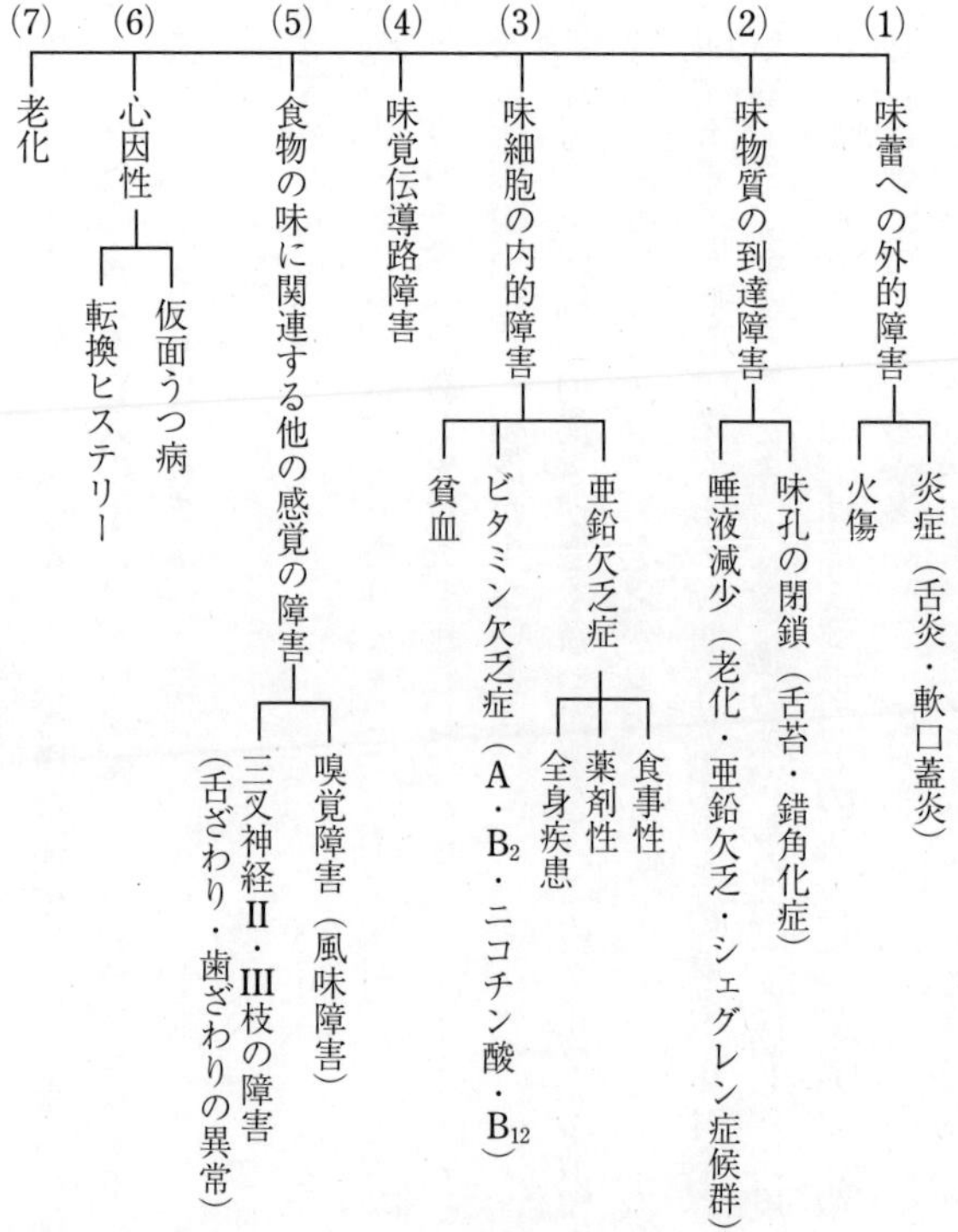
(1)
味蕾への外的障害
炎症（舌炎・軟口蓋炎）
火傷
(2)
味物質の到達障害
味孔の閉鎖（舌苔・錯角化症）
唾液減少（老化・亜鉛欠乏・シェグレン症候群）
(3)
味細胞の内的障害
亜鉛欠乏症
食事性
薬剤性
全身疾患
ビタミン欠乏症（A・B_2・ニコチン酸・B_{12}）
貧血
(4)
味覚伝導路障害
(5)
食物の味に関連する他の感覚の障害
嗅覚障害（風味障害）
三叉神経II・III枝の障害
（舌ざわり・歯ざわりの異常）
(6)
心因性
仮面うつ病
転換ヒステリー
(7)
老化

図14　味覚障害の起こり方

・まれに老化によって起こる。味覚は老化しにくい感覚で、年のせいとしか考えられない場合は全症例の二%以下。

味覚障害患者の臨床統計（原因と頻度）

すでに述べた起こり方の中で、実際の患者に一番多い原因は食事性亜鉛欠乏性味覚障害で、全症例の三分の一にあたります。亜鉛内服療法がよく効きます。

次に多い原因はうつ病や神経症（一五%）で女性に多く見られます。

味覚障害を起こす薬剤は二〇〇を超え、主なものは、血圧、血糖そしてコレステロールを下げる薬、痛風、甲状腺、骨粗鬆症の治療薬などです。これらの薬は亜鉛をとりこんで、体を亜鉛不足にしてしまいます（一二%）。

「食べ物の味がわからない」と訴えたにもかかわらず味覚検査は正常で、嗅覚検査で異常が見つかる風味障害は、風邪が誘因で若い人に多い傾向があります（一〇%）。

唾液の少なさが原因であることは、高齢者に多く（一〇%）、味覚障害を起こしやすい病気としては肝臓、腎臓、甲状腺の病気があり、胃腸手術後の患者にも多く見られます（八%）。

味覚神経の障害が原因であることは、四%と、まれです。

食生活の乱れと味覚障害

筆者が日本大学附属病院に味覚障害を専門に診る「味覚外来」を開設してから二五年以上経ちますが、味覚障害の患者の数は、増えこそすれ、一向に減る気配は見られません。「味覚障害」増加の背景には、次にあげるような四つの因子が絡み合い、「飽食」ならぬ「崩食」の時代になっていることが原因あるいは誘因として考えられます。

（1）身のまわりに食べ物があふれ、コンビニ、ファストフード、ファミリーレストランの普及により、いつでもどこでも好きなものが食べられる、飢えを知らない時代になっていること。

（2）女性の社会進出にともない、煩雑な料理に費やす時間を嫌がる人が多くなっていること。また、それにともなう加工食品利用の増加（日本の食卓は六〇％以上が加工食品）が、味覚の機能に深く関わる微量栄養素「亜鉛」の働きを阻害する、ポリリン酸塩やフィチン酸などの食品添加物の摂取量を増やしていること。

（3）平成一二年の厚生労働省健康局の国民栄養調査でも明らかなように、栄養や食事について「まったく考えない」または「あまり考えない」人の割合が、一五〜二九歳の若い男性では五〇％、女性でも四〇％におよび、亜鉛を豊富に含む食材が見向きもされないこと。

（4）一人暮らしの老人の「孤食」の増加。さらに一人暮らしの若者ばかりでなく小学生にまで「個食」、すなわち、自分の部屋でテレビを見ながら自分の好きなものを勝手な時間帯に食べるスタイルが増えているという「食生活の乱れ」。

なぜ亜鉛欠乏が味覚障害を引き起こすのか？

亜鉛は、体重七〇キログラムの人の体内にわずか二～二・五グラムしかありません。食べ物から毎日とらなければなりませんが、一日の必要摂取量も一〇～一二ミリグラムとわずかです。

しかし、この必須微量元素「亜鉛」は、人が生きてゆくために非常に大切な役割をたくさん担うミネラルです。

その中でも大切な働きは、人の体に六〇兆個あるといわれる細胞をつくる、タンパク質の合成です。

細胞が新しく生まれるためには、DNAの二重らせんがほどけて複製されることが必要ですが、そのために働くDNAポリメラーゼ、RNAポリメラーゼという酵素と、遺伝子転写活性タンパク質の中には亜鉛がたくさん含まれていて、亜鉛が不足すると細胞分裂ができなくなるのです。

味を感じる味蕾の細胞は、他の感覚器細胞と違い、非常に短いサイクルで新生します。ネズミではわずか一〇日で新生するというデータがあり、ヒトでは約一ヵ月と推測されます。したがって、亜鉛欠乏はすぐに味覚の機能障害を起こします。味覚の異常が亜鉛欠乏の最初の徴候となるのです。

（冨田　寛）

80

動物はペットフードのどこをおいしいと思って食べているの？

ドッグフードやキャットフードを食べてみたことはありますか？　実際に食べた勇気ある人の報告では、たしかに肉の味はするのですが、甘味も塩味も不足したコンビーフのようで、けっしておいしいものではないそうです。

じつは、味の感じ方は、動物の種によってかなりまちまちです。たとえば、私たちが甘くておいしいと感じる砂糖をネコはそれほど敏感には感じませんし、ラットは、私たちヒトにはただ粉っぽいだけで味としては感知できない長鎖の炭水化物（デンプンなど）を、何か特別のおいしい味として感知しているようです。

これは、動物の食性を考えてみると非常に合理的に説明がつきます。たとえば、ネコは肉食動物です。肉の主成分といえばタンパク質やその分解産物であるアミノ酸です。つまり、これらの肉食動物は、穀物や果実に含まれる炭水化物（糖）の味を感じるよりも、肉の主成分であるアミノ酸やタンパク質の味をおいしいと感じたほうが、生きていくのに得策なわけです。

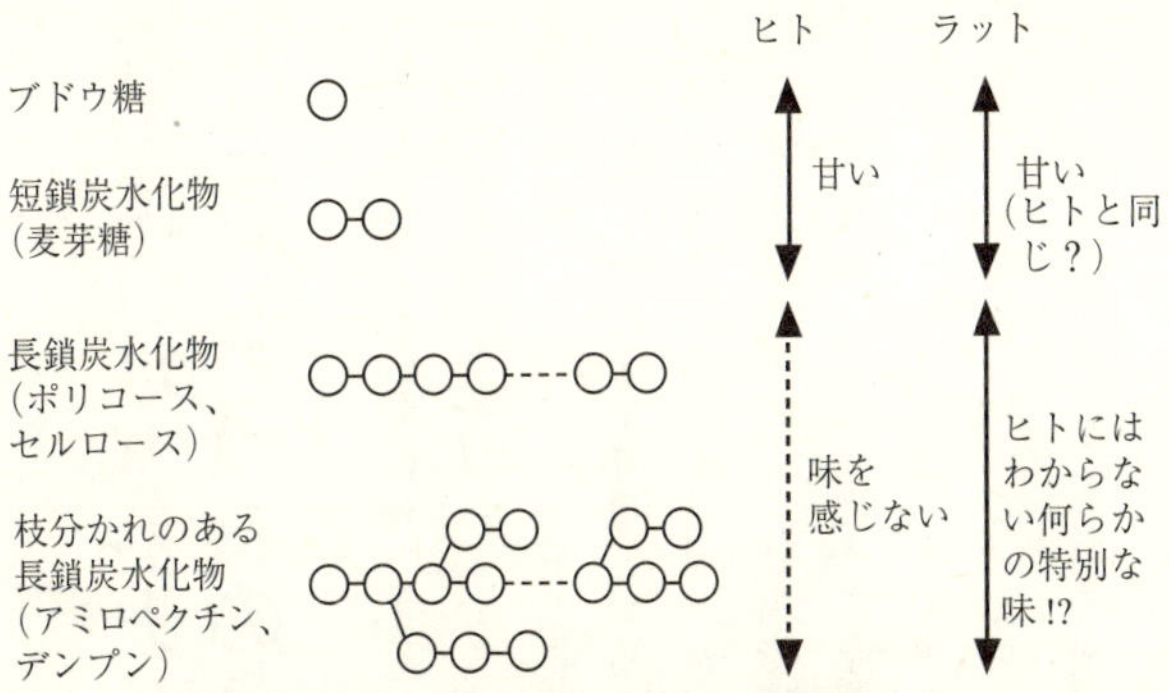

図15　炭水化物に対する味の感じ方

ラットは、もともと麦や米などの穀物を食べていました。ということは、アミノ酸の味よりも穀物の主成分である長鎖炭水化物の味を敏感に感じたほうが都合がいいのです。

ヒトはどうでしょうか？　ヒトの先祖は一種のサルだったわけで、樹上生活をしていた彼らにとって、果物の主成分である果糖やブドウ糖のような短鎖炭水化物をおいしいと感じたほうが生きていくうえで有利だったと思われます。

さて、当初の質問にあったペットフードですが、実際にはペットの食性のほかに、ペットの健康状態も考慮して調整されているようです。というのも、彼らも人間と同じで、塩分や糖分をとりすぎると高血圧や糖尿病などの生活習慣病を引き起こす可能性があるからです。

つまりペットフードは、動物の食性（嗜好）と健康の両方を秤にかけて、いちばん合理的な成分に配合されており、その結果として、私たち人間が味わっても「今ひとつおいしくない」と感じてしまうことになるわけです。（裕　哲崇）

81

鳥のような丸呑みをする動物でも味を感じているの？

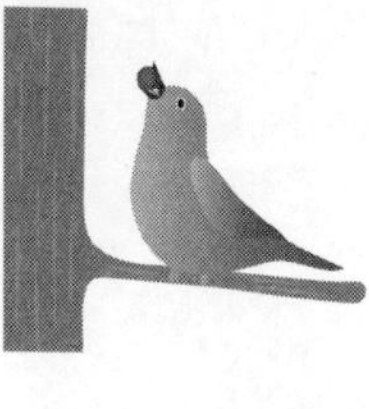

地球上には八六〇〇種以上の鳥類がいます。ペットとして飼われているインコやカナリアは、植物の種子や果実を食べています。また、ある鳥は魚を食べますし、昆虫やクモが好きな鳥もいます。さらに、水草などをエサにしている鳥もいて、鳥たちが食べるものは変化に富んでいます。

食べるようすをよく見ていると、くちばしで細かく引きちぎったり、少し砕いたりして食べますが、口に入れたものはほとんどそのまま丸呑みにしています。「鵜《う》呑《の》み」にするわけです。つまり、私たちのように歯で嚙んで食べ物を砕きながら、その味を微妙に感じとるようなことはしていないように見えます。

鳥の口の中には、細くて扁平な舌が見えますが、表面が角質化していて、多くの場合、小さな鱗《うろこ》状の小片でおおわれています。その根元のほうには、少数ながらも味蕾があるといわれていますが、たとえわずかでも味を感じていたとしても、鳥の種類と味蕾の数との関係やその働きについてはまだほとんど調べられていません。

ハチドリやミツスイなどの舌は、筒状に巻いていて、しかも先端がブラシ状なので花の蜜を吸うのに適しています。そして、蜜の甘さなどをある程度は感じとっていると思われます。

鳥のほかにも、エサを丸呑みにする動物はたくさんいます。

魚類もエサを丸呑みにします。口の中に小さな舌がある魚種もいますが、ほとんど味覚には関係がありません。けれども、味蕾が口の中全体や鰓《えら》、さらには体の表面にもあり、これらはアミノ酸や核酸によく反応することがわかっています。

海原をゆうゆうと泳ぐクジラやシャチ、また水族館で曲芸をするイルカなどは、陸に棲むイヌ、ネコ、家畜類などと同じ哺乳類ですが、そのエサの食べ方は異なっています。クジラなどは泳ぎながら小魚やイカ、オキエビなどを一度に大量に口の中へ入れてそのまま呑みこんでしまいます。大きな口の中には舌をもっていますが、食べたものを味わうようなことはしていません。

爬虫類のヘビやトカゲなども、小動物や昆虫を丸呑みにしますが、舌の上には味蕾のようなものはほとんど見あたらず、エサの味は感じていないと思われます。

両生類のカエルでは、舌の先端を長くのばして小さい虫を上手にからめ取ります。舌の表面には甘味や塩味、また真水に反応する味蕾などがあることが知られています。しかし捕まえた虫を瞬間的に呑みこんでしまうことから、はたして食べたものを十分味わっているのかどうかは疑問です。

（渋谷達明）

82

ナマズは全身に味蕾があるってホント?

ナマズ科の魚の特徴は、体表面にウロコがなく、尾ビレの先にいたるまで全身に味蕾が存在することです。体表面だけでも一七万個以上の味蕾があるとされています。

ヒトの場合、舌に約五〇〇〇個の味蕾が存在し、舌以外の軟口蓋や喉頭部の味蕾を入れても、とうてい一万個にも達しませんから、ナマズは味覚が特殊に分化、発達した動物といえます。そのためアメリカでは、ナマズは「動く舌」(moving tongue)とよばれるくらいです。

ナマズにかぎらず、ヒゲを有する魚種では、全身に味蕾がたくさん分布しています(たとえばコイなど)。もちろんヒゲにも味蕾があり、これは、沼地などに多く棲息するナマズが、泥の中へヒゲだけを突っこんでエサを探すのに使うからであろうと考えられています。

一般に、魚の味覚感受性は、哺乳類より一〇万倍以上高いともいわれています。なぜこのよう

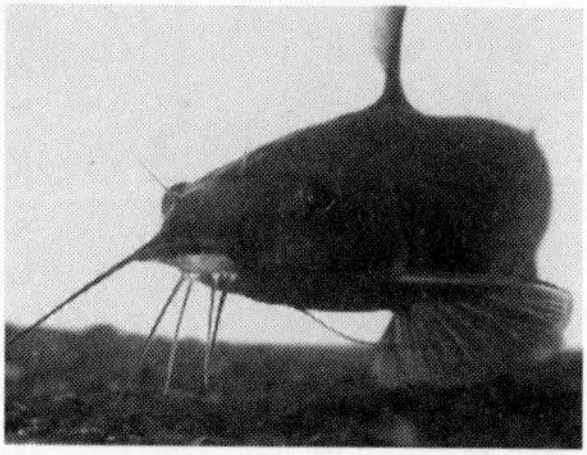

写真/ジョン・カプリオ

に高いかというと、池や川の中で、きわめてわずかなアミノ酸などの濃度差を検知するのに有利だからです。ナマズのように視界のあまり利かない濁った環境に棲息していると、エサとなるものから遊離してくるアミノ酸やカルボン酸を味覚だけで検知して、その場所を瞬時に判断することが必要なのです。

尾ビレの味蕾とヒゲの味蕾との間には距離があるので、エサから遊離して水中をただよってくるアミノ酸などの物質の濃度差を検知できます。その差にもとづいて脳がエサの場所を計算し、「パクリ！」というわけです。

味覚は、口に入れた食物が唾液などに溶けだし、それによって感覚が生ずる接触感覚です。しかし魚類のナマズなどでは味覚の感受性が高く、エサを探すための遠隔受容器として、嗅覚のような働きもしています。

魚類でアミノ酸に対する嗅覚応答を調べると、魚種間に差があまり認められないので、嗅覚の発達は本能的行動に関係していると考えられています。一方、味覚では魚種ごとに異なった応答のパターンを示すため、その発達は棲息環境や食性に依存したものと考えられます。したがって、嗅覚より味覚の感受性が高くなったのでしょう。

このように、ナマズ科の魚の味覚は、動物界では最も特殊化した感覚ということができるのです。

（丸井隆之）

83

ハエは脚で味を感じる？

「やれ打つな蠅が手をする足をする」という小林一茶の句がありますが、なぜハエはあのように脚をこすり合わせるのかという質問をよく聞きます。

昆虫の脚の先端の節を跗節《ふせつ》といいますが、足の裏にあたる、跗節の接地面を虫眼鏡で観察すると、たくさんの毛が生えていることがわかります。もっと拡大して電子顕微鏡で観察してみると、この中のいくつかの毛の先には小さな穴があいています。

一説によると、ハエが脚をこすり合わせているのは、この毛の先の小さな穴が塵や汚れでふさがってしまわないように、掃除をしているのだというのです。ハエの脚すりには、ほかにも理由があるとは思われますが、この穴が詰まってしまうと、ハエはたいそう不便になるようです。

じつはハエは、この足の裏に生えている毛で味を感じているのです。そう、私たちの味蕾にあたる働きをしているのがこの毛であるといってもいいでしょう。毛の先にあいた穴は、いろいろな味の分子が毛の中に入っていくための入り口なのです。

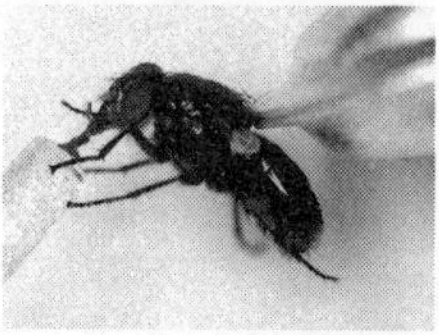

写真／尾崎まみこ

想像をたくましくして、味の分子になって中へ入ってみましょう。毛の中はリンパ液で満たされた筒です。筒の中に見えるのは、毛の基部にひとかたまりになって存在する四個(例外もある)の味細胞から伸びた味受容突起です。その先端が入り口のすぐ近くまで伸びてきています。

しかし、あの先端まで、親水性の分子であればリンパ液に溶けてすぐに到達できる距離でも、疎水性の分子はどうやってたどりつくのでしょう。でも、そこはご心配なく。リンパ液の中にはそういった手合いを運んでくれる渡し舟役の運搬タンパク質分子が待ってくれているのです。

さて、受容突起の先端にたどりつけば、あとは、ヒトの味細胞と同じように、そこに待ち受けている受容タンパク質が味の分子をとらえ、味細胞の神経活動を引き起こします。でも、ちょっと待ってください。さっき、四個の味細胞といいましたね。一本の毛の中にどうして四個? 昆虫では、その四個の味細胞が、それぞれ異なった受容タンパク質群を備えていて、種類の違う味の受容を分担していることがわかってきています。

役割の違う味細胞がひとかたまりになっているところは、私たちの味蕾とよく似ていますが、昆虫の味細胞が、自分で軸索とよばれる長い神経突起を出して、直接味覚の情報を脳へ送っているところは、他の神経細胞を介して情報を伝えてもらうヒトの味細胞とは異なる点ですね。

さらに、昆虫の脚の毛は、食べ物の味を感じるだけでなく、触ってわかる配偶者の選定や、縄張りサインの判定などの働きを担うこともあるのです。


(尾崎まみこ)

84

プリンに醬油をかけると本当にウニの味になる?

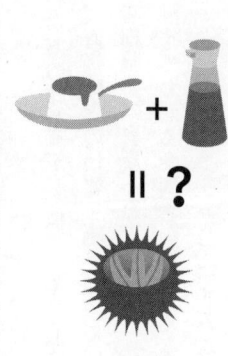

巷に「プリンに醬油でウニ」というのがあります。本当でしょうか? 「麦茶と牛乳と砂糖でコーヒー牛乳」というのもあります。「アボカドとワサビ醬油でトロ」にいたっては思いっきり怪しいような気がします。

そこで、少し考えてみましょう。プリンもウニも、もとは卵だから、化学成分的には似ています。醬油で少し塩分を加えて、甘いプリンがウニらしくなっていると考えれば納得できます。食感も似ていますし。

また、アボカドは脂が多いので、トロとよく似た特徴をもつといえます。コーヒー牛乳の話はとても不思議議です。麦茶にあのコーヒーのカフェインは入っているの? と疑問がわきます。それでも、麦茶の代わりにウーロン茶を使うと、ミルクティーの味になりますので、それほどウソではないような気もします。

こういった科学的考察を、味を視覚化する味覚センサーを使って検証してみましょう。図にウニの応答パターンと「プリン＋醤油」のパターンを比較しています。なんと似ているではありませんか。たしかに、これら二つはほとんど同じ味なのです。巷の俗説は正しかったのです。

しかし、プリンと醤油では、値段の安いウニの味にしか近づきません。高いウニの、あの豊潤な味はつくれないのです。うーん、残念。

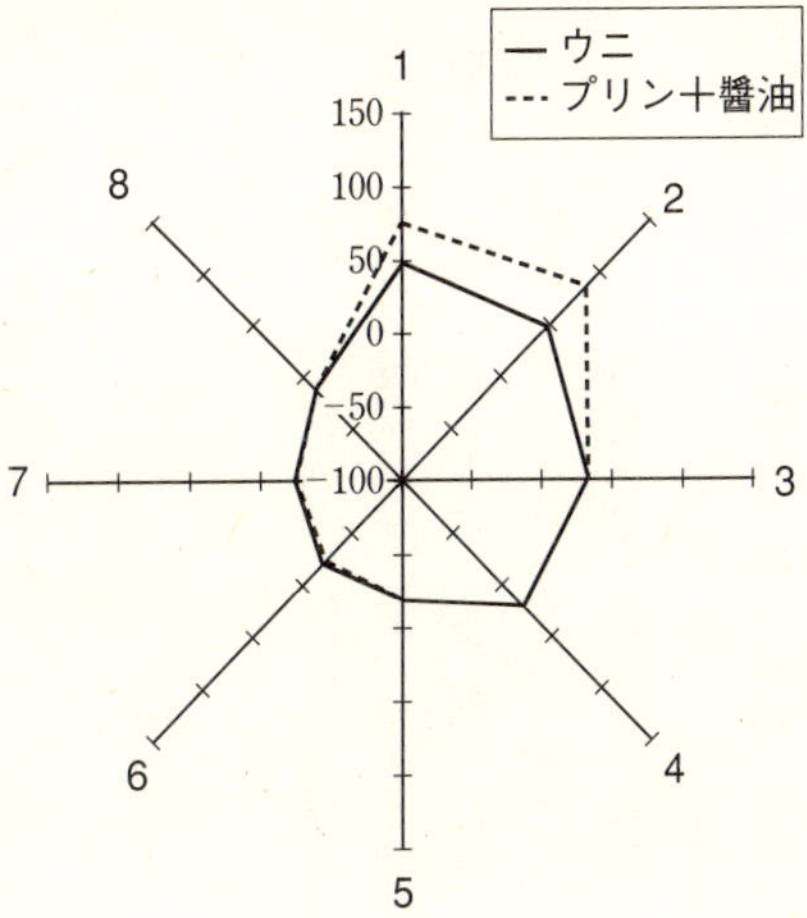

図16　味覚センサーによる「プリンに醤油」と「ウニ」の味比べ
放射軸の番号は、味覚センサーを構成する8つの受容膜の番号。各膜はそれぞれ、酸味によく応答、うま味によく応答といった特徴をもつ。

実際に「プリンに醤油」を味わってみると、最初の感じがウニとややや違いますが、あと味がよく似ています。また、麦茶と牛乳を二対八くらいの割合で混ぜて砂糖を入れると、色こそ少し違いますが、ホントにコーヒー牛乳の味がします。これも味覚センサーで測ってみると、ほとんど同じパターンを示します。どうやら、巷の噂も科学的根拠がありそうですね。　（都甲　潔）

執筆者一覧（五十音順）

阿部　啓子（東京大学大学院　農学生命科学研究科　応用生命化学専攻）
綾部　早穂（健康科学大学　福祉心理学科）
池田　稔（日本大学　医学部　耳鼻咽喉科）
石橋　徳雄（元　キリンビール㈱　研究開発本部）
井元　敏明（鳥取大学　医学部　機能形態統御学講座）
小川　尚（熊本大学大学院　医学薬学研究部　脳・神経科学講座　知覚生理学分野）
尾崎まみこ（京都工芸繊維大学　繊維学部　応用生物学科）
梶浦　英明（キリンビール㈱　生産本部技術開発部　醸造研究所）
柏柳　誠（旭川医科大学　生理学第二講座）
河合美佐子（味の素㈱　ライフサイエンス研究所）
北畠　直文（京都大学大学院　農学研究科　食品生物科学専攻）
栗原　堅三（青森大学　学長）

執筆者一覧

小早川　達（産業技術総合研究所　脳神経情報研究部門）
駒井三千夫（東北大学大学院　農学研究科　栄養学分野）
斉藤　幸子（産業技術総合研究所　脳神経情報研究部門）
坂井　信之（神戸松蔭女子学院短期大学　生活科学科　生活心理コース）
阪上　雅史（兵庫医科大学　耳鼻咽喉科）
坂口　守彦（京都大学大学院　農学研究科　応用生物科学専攻）
硲《さこ》　哲崇（朝日大学　歯学部　口腔機能修復学講座　口腔生理学分野）
重村　憲徳（九州大学大学院　歯学研究院　口腔常態制御学講座　口腔機能解析学分野）
渋谷　達明（嗅覚味覚研究所　所長）
島田　昌一（名古屋市立大学大学院　医学研究科　機能形態医学講座　分子形態学分野）
志村　　剛（大阪大学大学院　人間科学研究科　行動生態学講座　行動生理学分野）
真貝　富夫（新潟大学大学院　医歯学総合研究科　感覚情報科学分野）
杉本久美子（東京医科歯科大学　歯学部　口腔保健学科）
都甲　　潔（九州大学大学院　システム情報科学研究院　電子デバイス工学部門）
戸塚　　昭（感性科学研究所　所長）
外池　光雄（産業技術総合研究所　関西センター　人間福祉医工学研究部門）

冨田　寛（日本大学　名誉教授）
鳥居邦夫（味の素㈱ライフサイエンス研究所）
長井孝紀（慶應義塾大学　医学部　生物学教室）
永井　元（Cerebos Pacific Limited, Research&Development, Singapore）
中川　正（㈱海洋バイオテクノロジー研究所）
二宮くみ子（味の素㈱　広報部）
二ノ宮裕三（九州大学大学院　歯学研究院　口腔常態制御学講座　口腔機能解析学分野）
野首孝祠（大阪大学大学院　歯学研究科　顎口腔機能再建学講座）
林　由佳子（京都大学大学院　農学研究科　農学専攻　品質評価学分野）
原田秀逸（鹿児島大学大学院　医歯学総合研究科　生体機能制御学講座　口腔常態解析学）
伏木　亨（京都大学大学院　農学研究科　食品生物科学専攻）
古谷暢子（大阪大学大学院　歯学研究科　顎口腔機能再建学講座）
堀尾　強（甲子園大学　栄養学部　生理学研究室）
松尾龍二（岡山大学大学院　医歯学総合研究科　口腔生理学分野）
松村康生（京都大学大学院　農学研究科　農学専攻　品質評価学分野）
松本晋也（京都大学大学院　農学研究科　農学専攻　品質評価学分野）

● 執筆者一覧

丸井　隆之（奥羽大学　歯学部　口腔生理学講座）
森　友彦（畿央大学　健康科学部　健康生活学科　健康栄養専攻）
山口　静子（東京農業大学　応用生物科学部　栄養科学科）
山田　恭正（同志社女子大学　生活科学部　食物栄養科学科）
山本　隆（大阪大学大学院　人間科学研究科　行動生態学講座　行動生理学分野）
横向　慶子（キリンビール㈱　酒類営業本部　マーケティング部　商品開発研究所）

参考図書

日本味と匂学会誌　1巻、1号（一九九四）〜
特集「味と匂いの神経機構」神経研究の進歩　43巻、5号（一九九九）
特集「味のフォーラム」JOHNS（耳鼻咽喉科・頭頸部外科雑誌）18巻、5号（二〇〇二）
特集「味覚・嗅覚」Monthly Book ENTONI（月刊耳鼻咽喉科雑誌）10号（二〇〇二）
『魚介類のエキス成分』坂口守彦 編　恒星社厚生閣（一九八八）
『味覚の生理学』佐藤昌康　朝倉書店（一九九一）
『きき酒のはなし』大塚謙一　技報堂出版（一九九二）
『牛肉と日本人』吉田 忠　㈳農山漁村文化協会（一九九二）
『「食物のぎもん」に答える本』女子栄養大学出版部 編　三笠書房（一九九三）
『食の心理学』A・W・ローグ　木村 定 訳　青土社（一九九四）
『脳と味覚』山本 隆　共立出版（一九九六）
『味の秘密をさぐる』渡辺 正、桐村光太郎 編　丸善（一九九六）

● 参考図書

『最新味覚の科学』佐藤昌康、小川 尚編　朝倉書店（一九九七）
『おいしさのレオロジー』中濱信子、大越ひろ、森高初恵　弘学出版（一九九七）
『食品のテクスチャー　評価の標準化』森 友彦、川端晶子編　光琳（一九九七）
『ワインの事典（ことてん）』山本 博、湯目英郎監修　産調出版（一九九七）
『味と香りの話』栗原堅三　岩波書店（一九九八）
『酒学入門』小泉武夫、角田潔和、鈴木昌治編著　講談社（一九九八）
『うま味の文化・ＵＭＡＭＩの科学』山口静子監修　丸善（一九九九）
『魚博士が教える魚のおいしさの秘密』坂口守彦、村田道代、望月 聡、横山芳博　はまの出版（一九九九）
『味とにおいの分子認識』日本化学会編　学会出版センター（一九九九）
『グルタミン酸の科学』栗原堅三、小野武年、渡辺明治、林 裕造　講談社（二〇〇〇）
『グルメの話　おいしさの科学』伏木 亨　恒星出版（二〇〇一）
『鼻のきく人　舌のこえた人』Ｋ-Ｈ.プラティヒ　小川 尚訳　学会出版センター（二〇〇一）
『動物の「食」に学ぶ』西田利貞　女子栄養大学出版部（二〇〇一）
『感性バイオセンサ　―味覚と嗅覚の科学―』都甲 潔編著　朝倉書店（二〇〇一）
『美味の構造』山本 隆　講談社（二〇〇一）

『うまさ究める』伏木 亨＋未来食開発プロジェクト 編著 かもがわ出版（二〇〇二）
『味覚障害とダイエット―「知られざる国民病」の処方箋』冨田 寛 講談社（二〇〇二）
『味覚を科学する』都甲 潔 角川書店（二〇〇二）
『においと脳・行動』外池光雄、渋谷達明 編著 フレグランスジャーナル社（二〇〇三）
『おいしさの科学事典』山野善正 総編集 朝倉書店（二〇〇三）
『基礎歯科生理学 第4版』中村嘉男、森本俊文、山田好秋 編 医歯薬出版（二〇〇三）
『味のふしぎ百科①②』栗原堅三 編著 樹立社（二〇〇三）
『調理と理論［新版］』山崎清子、島田キミエ、渋川祥子、下村道子 同文書院（二〇〇三）
『食品と味』伏木 亨 編著 光琳（二〇〇三）
『ニッポン全国マヨネーズ中毒』伏木 亨 講談社（二〇〇三）
『「おいしい」となぜ食べすぎるのか』山本 隆 PHP研究所（二〇〇四）
『おいしく味わう体のしくみ』山本 隆 芽ばえ社（二〇〇四）

さくいん

〈た行〉

〈ま行〉

〈や行〉

〈ら・わ行〉

N.D.C.491.3　290p　18cm

ブルーバックス　B-1439

味《あじ》のなんでも小事典《しょうじてん》

甘いものはなぜ別腹？

2004年 4 月20日　第 1 刷発行

2010年 2 月 5 日　第 4 刷発行

編者　日本《にほん》味《あじ》と匂《におい》学会《がっかい》

発行者　鈴木　哲

発行所　株式会社講談社

〒112-8001 東京都文京区音羽2-12-21

電話　出版部　03-5395-3524

販売部　03-5395-5817

業務部　03-5395-3615

印刷所　(本文印刷)豊国印刷株式会社

(カバー表紙印刷)信毎書籍印刷株式会社

本文データ制作　講談社プリプレス管理部

製本所　株式会社国宝社

ISBN4-06-257439-X

ブルーバックス　化学関係書

335 水とはなにか　上平　恒
414 化学ぎらいをなくす本　米山正信
676 タンパク質とは何か　藤本大三郎
920 イオンが好きになる本　米山正信
937 化学がつくる驚異の機能材料　東京都立大学工業化学科分子応用科学研究会＝編
969 化学反応はなぜおこるか　上野景平
987 新・化学用語小辞典　ジョン・ディンティス＝編　山崎　昶／平賀やよい＝訳
1100 生物をまねた新素材　竹本喜一
1123 金属は人体になぜ必要か　桜井　弘
1138 活性酸素の話　永田親義
1152 酵素反応のしくみ　藤本大三郎
1191 接着の科学　竹本喜一／三刀基郷
1211 材料化学の最前線　東京都立大学工業化学科分子応用科学研究会＝編
1233 分子レベルで見た体のはたらき（CD-ROM付）　平山令明
1266 パソコンで見る動く分子事典　本間善夫／川端　潤
1270 オゾンの不思議　伊藤泰郎
1271 科学は冒険！　ピエール＝ジル・ド・ジェンヌ／ジャック・バドス　西成勝好／大江秀房＝訳
1296 暗記しないで化学入門　平山令明
1334 マンガ　化学式に強くなる　高松正勝＝原作　鈴木みそ＝漫画
1336 化学・意表を突かれる身近な疑問　日本化学会＝編
1356 高校化学とっておき勉強法　大川貴史
1357 生命にとって酸素とは何か　小城勝相
1375 実践　量子化学入門（CD-ROM付）　平山令明
1392 微粒子から探る物性七変化　前野昌弘

ブルーバックス　事典・辞典・図鑑関係書